「首の後ろを押す」と病気が治る

松久 正 著
（鎌倉ドクタードルフィン診療所院長）

神経のつまりを取ると奇跡が起こる!

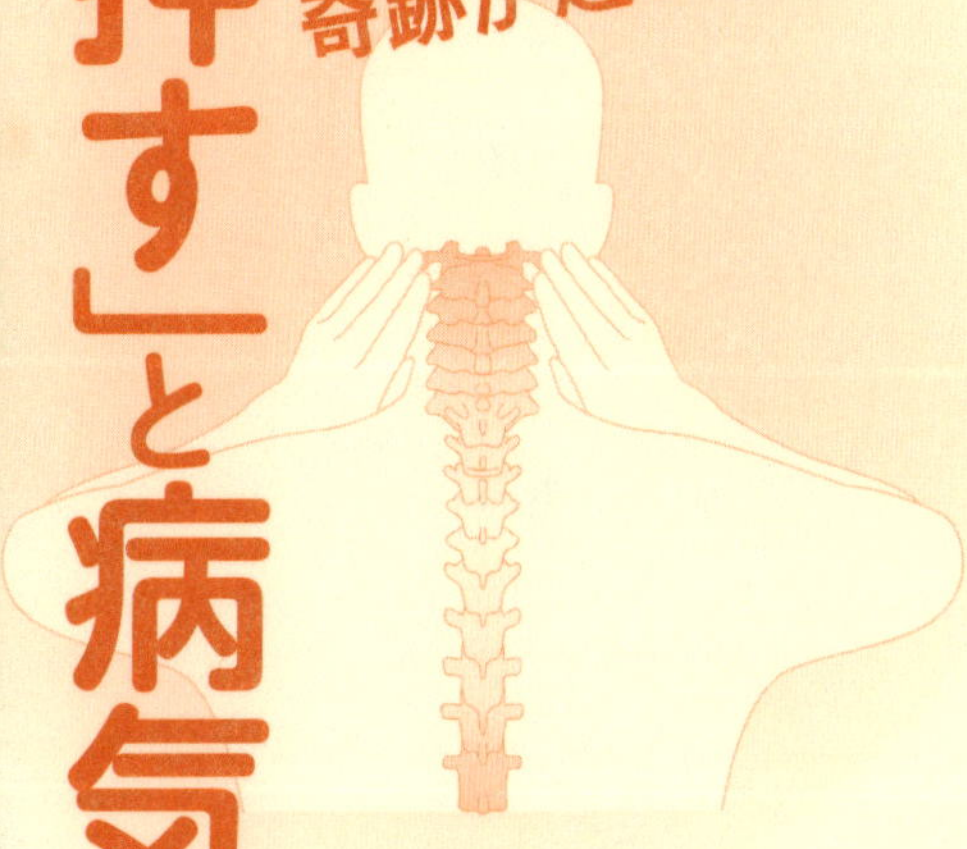

ビタミン文庫
マキノ出版

推薦の言葉

輝く人間に生まれ変わる希望がここにある。

渥美《あつみ》和彦《かずひこ》（東京大学名誉教授、日本統合医療学会理事長）

はじめに

私はアメリカで、希望を生み出す医師「Dr. HOPE（ドクター・ホープ）」として、長い間、活躍してきました。

なぜ、そんなふうに思われていたのでしょうか。それは、私がれっきとした医師でありながら、薬を使わず、手術もせずに、手を使うだけで、肩こり、腰痛、耳鳴り、めまいといった日常的な不快症状から、関節リウマチ、ガン、心臓病、脳梗塞《のうこうそく》（脳の血管がつまって起こる病気）、アトピー性皮膚炎、膠原病《こうげんびょう》（細胞同士を結びつけている結合組織に病変が生じる病気の総称）といった難病まで治療することができる「特別な能力」を持っているからです。

「手だけで？」

「ひょっとして、それって超能力のこと？」

そんな疑問を持つ人もいるかもしれません。もちろん、これは超能力ではありません。いわゆる「不思議な世界」の話でもありません。でも、みなさんのこれまでの「常識」から判断すると、とても不思議な出来事のような気がするかもしれません。

しかし、私はこれが二十一世紀の新しい医療の代表的な形だと思っているのです。

私は慶應義塾大学医学部を卒業後、整形外科医として一〇年ほど、日本の大学病院をはじめ、いくつかの総合病院に勤務していました。その後、アメリカへ渡って、この「特別な能力」を磨いたのです。

私が診療をしていたのは、アリゾナ州フェニックスのクリニック。ここは、一年中天気がよく、青い空とサボテンに囲まれた、とても過ごしやすい、砂漠の中のオアシスのような街です。この街の一角にあるクリニックにアメリカ中から、また海外からもさまざまな病気や症状を持つ患者さんが集まって来ました。

前述したように、私の治療では薬はいっさい使いません。手術もしません。私が主に行うのは、首から腰にかけての背骨をさわることだけです。

正確にいうと、なでるわけでも強く押すわけでもありません。生まれたての赤ちゃんから百歳近くのお年寄りにいたるまで、そうした手技を行います。それもたった四～五分。しかし、それだけで、難病に悩まされている人たちが回復していくのです。

ある日、驚いたことがありました。尊敬する母校の恩師が、フェニックスの私の診察室へ青い顔をしてヨタヨタと入って来たのです。

なんと学生時代に教えていただいたことのある、世界的に有名な泌尿器学《ひにょうきがく》の権威、T教授でした。私は知りませんでしたが、T教授はニューヨーク医科大学の教授に就任されていて、アメリカに滞在中だったのです。

「松久《まつひさ》君、困ったよ。首の病気で歩くのもフラフラするし、手先がしびれて、腕がうまく使えないんだ。担当医は手術をするしかないというんだけど、どうしたらいいだろうか」

T教授はなんとか歩くことはできますが、足の筋力低下としびれのためにすぐにつまずいてしまいます。また、手の指のしびれのため物を持てないような状態でした。

これは、頸椎症性脊髄症《けいついしょうせいせきずいしょう》と呼ばれる首の病気の症状です。頸椎（背骨の首の部分）には脊髄という神経の束《たば》と神経根《しんけいこん》という神経が通っています。整形外科学では、これらの神経が頸椎の変化によって圧迫され、さまざまな症状が出てくるとされています。T教授の場合、症状が重く、放置すると、脊髄に重大な事態が生じるおそれがあるため、ただちに手術をすすめられたわけです。

しかし、整形外科医として本音をいわせてもらえば、頸椎症性脊髄症の手術の成功率は決して高いものではありません。それどころか、もともと危険な手術であるために、たとえ手術そのものがうまくいったとしても、手術によるダメージ（専門的には侵襲《しんしゅう》といいます）によって、むしろ術後のほうがつらく感じる患者さんが多いのです。T教授もそのことをよくご存じだったので、私のところへ相談にいらしたわけです。

私は即座に「手術は反対です」とT教授に申し上げました。わざわざそんな危ないことをしなくても、そうした症状を取ることができるからです。

私はT教授の首の後ろをさわらせていただき、第一頸椎（頸椎のいちばん上にある椎骨《ついこつ》）を絶妙な力加減で押して、治療を行いました。これはほんの一瞬の出来事です。

「あれ、普通に歩けるよ！　不思議だ、手のしびれもこんなに軽くなっちゃった」

治療が終わると、T教授は診察室をサッサッと力強く歩きながら、驚きの声をあげました。さっきまでフラフラと弱々しく歩いていたのがウソのようです。

「まだ治ったわけではありません。よくなるのはこれからです」

私はすかさずそういいました。

のちにT教授の症状はもっとよくなり、もちろん手術も受けていません。

これが超能力ではないとしたら、私の治療とはいったいなんなのでしょうか。

そろそろ種明かしをしましょう。その治療とは、「神経のつまり」を取って、その流れを開放すること。正確には、神経の流れの狂いを正すこと。実は、これが私の行っている「ガンステッド・カイロプラクティック」なのです。ガンステッド・カイロプラクティックについては、第1章以降でくわしく説明しますので、とりあえずここでは、その名前をよく覚えておいてください。

この私のテクニックを不思議な能力のように思う人もいるかもしれません。しかし、これは世界最高水準にあるアメリカの医療会でも認められた、れっきとした医療です。ただし、現在、これを高レベルで行うことができるのは、世界でもきわめて限られた人しかいません。私はその一人なのです。

私は二〇〇九年に、ガンステッド・カイロプラクティックの実力を示す最高位である「ガンステッド・カイロプラクティック・アンバサダー」という称号を授与されました。アメリカ・ガンステッド・セミナーでは、それを行うドクターの能力を数段階のレベルに認定しています。そのなかで、最上位の称号がガンステッド・カイロプラクティック・アンバサダーであり、いまのところ、この称号を持っているのは、本場のアメリカ以外では私のみであり、私を含めて世界には三人しかいません。

前述したように、フェニックスはとても住みやすいところです。私はガンステッド・

ドクターとして、自分の理想とする医療をここで追究していくつもりでいました。ところが、突然の父の死をきっかけに、目前であったグリーンカード（永住権）の取得をあきらめ、一〇年間に及ぶアメリカでの生活を打ち切って、二〇〇八年十一月に日本に戻って来ることになりました。

現在の私の診療所は、海と山を有し、癒《いや》しの空気に満ちた神奈川県の古都・鎌倉にあります。ここ「鎌倉ドクタードルフィン診療所」を拠点にして、希望を失った、また失いかけている人々に、再び希望を取り戻すお手伝いをするのが、私のこれからの使命になっています。

鎌倉に新しく診療所を開くと、さっそく、こんなことがありました。

「先生、助けてください」

ある若いお母様が生後六週間の女児を連れて、名古屋から鎌倉にある私の診療所へ来院されたのです。知人から私の話を聞いてやって来たそうです。

見ると、赤ちゃんの顔から足の先まで、全身が真っ赤に腫《は》れて、ただれています。アトピー性皮膚炎でした（九ページの写真①を参照）。

このお母様はまず皮膚科に赤ちゃんを連れて行ったのですが、ステロイド薬（副腎《ふくじん》皮質《ひしつ》ホルモン薬）による治療をするといわれ、怖くなって私の診療所へ来たとのことでした。

お母様の判断は正解でした。確かにステロイド薬はよく効きます。かなり重症のアトピーでも、使えばすぐに皮膚から赤みや腫れが引いていくでしょう。しかし、幼少期にステロイド薬を使うと、生涯、アトピーに悩まされたり、さまざまな皮膚のトラブルで肌の美しさが失われたり、あるいはぜんそくなどの病気にかかったりして、体の弱い子になってしまうことがよくあるのです。

投薬は対症《たいしょう》療法《りょうほう》（症状の改善のみを目的とした療法）にすぎません。それどころか、ステロイド薬は免疫力《めんえきりょく》（体内に病原体が侵入しても発病を抑える力）を乱して、かえって体に不調和な状態を引き起こすことになります。

私がその赤ちゃんに行った治療は、神経のつまりを取って、自然《しぜん》治癒《ちゆ》力《りょく》（体に本来備《そな》わっている病気を治す力）を引き出すことでした。臓器の働きを最高の状態に持っていくようにすれば、病気は自然に消えていきます。

この赤ちゃんへの治療は、合計三回。三日間連続で行いました。すると、赤ちゃんの肌は薬をいっさい使うことなく、よくなっていきました。三ヵ月後にはお母様が「ス

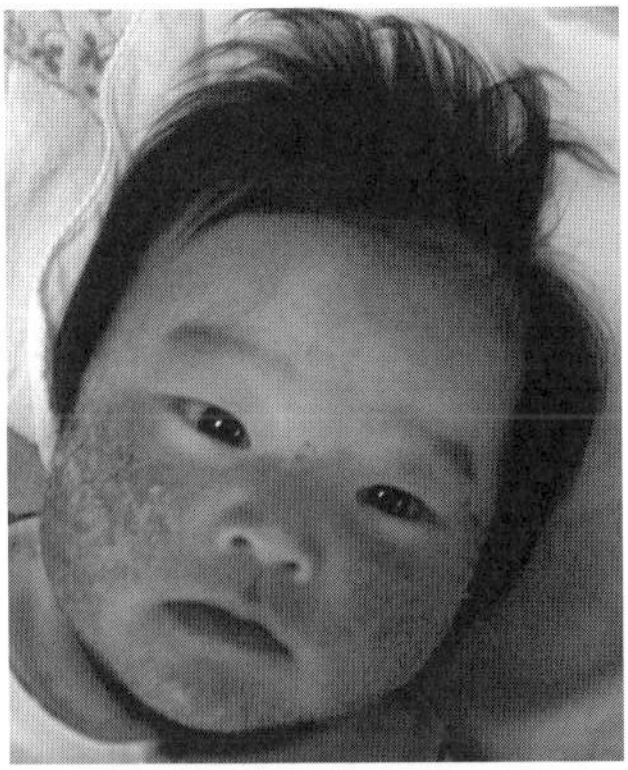

写真①　初診時。アトピーで全身の肌がただれていた

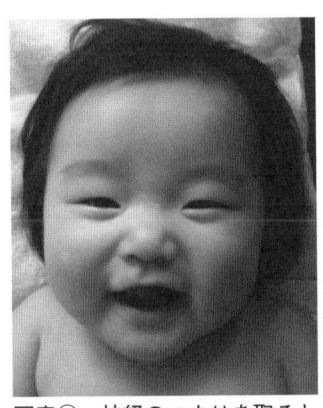

写真②　神経のつまりを取ると３ヵ月後にはスベスベになった

ベスベ」と表現するほど、きれいな肌になっています（写真②を参照）。

ちなみに、二〇〇六年四月十二日にフェニックスで生まれた私の息子は、現在に至るまで一度も予防接種を受けたことがありません。また、小児科に通ったこともありません。私が神経のつまりを取っているので、いつも元気いっぱいなのです。

熱が出ても、下痢《げり》をしても、湿疹《しっしん》が出ても、赤ちゃんに薬を使ってはなりません。それらは、もともと体が必要としている症状です。無理に止める必要はありません。また、神経のつまりがなければ、そのような症状が出ても、体はすぐに元気になります。

むしろ、赤ちゃんのときに薬を使ってそうした症状を無理に止めると、体の弱い子供になってしまいます。現在、青少年に多発している、さまざまな心身の病気や問題は、そうした幼少期の薬の使用に原因があるのではないか、と私は思っています。

もちろん、子供の病気だけではありません。これは、成人の心臓や胃腸の病気でも、またガンや心の病気であっても同じことです。大切なことは、体が持っている本来のパワーを引き出して、細胞や臓器が自然の働きができるようにすることです。そのためには、その力を引き出す神経の流れをスムーズにするのがいちばんの近道です。

さあ、もう一度、この赤ちゃんの笑顔をよく見てみましょう！　こちらまで楽しくなってくる、実にいい笑顔ではありませんか。これこそ、私が求めている「希望」そのものです。

みなさんは「確かに超能力ではないかもしれないけれど、あまりにもプロフェッショナルすぎて、やはり誰にもまねができない」と思うかもしれません。しかし、決してそんなことはありません。神経のつまりを取ることはあなたにもできます。

もちろん、私と同じことができるとはいいません。しかし、私の話すことを理解していただき、素直な気持ちで実行していただけるなら、驚くような奇跡があなたにも起こるはずです。その特別なテクニックを本書で紹介しましょう。

そうでなかったら、こんな本を書く意味がないではありませんか。私はみなさんに希望をもたらすドクター・ホープなのですから。

本書の読み方を一つお伝えしておきます。懐疑的《かいぎてき》な心、否定的な考え方、批判的な目を、とりあえずここではずしてください。

私がこれからみなさんにお伝えするのは、新しいエナジーメディスン（エネルギー医学）の世界です。素直な気持ちで、もう一度、私たちの心と体について考えてみましょう。決してむずかしい話ではありません。むしろ、むずかしい理屈はいらないのです。気らくに楽しみながら読み進めてください。そして、試してください。

では、あなたとともに希望と奇跡の扉を開きましょう。

二〇一〇年七月

松久《まつひさ》 正《ただし》

「首の後ろを押す」と病気が治る　**目次**

第2章 病気の原因は「神経のつまり」にあった 059

装丁・本文デザイン＝斉藤よしのぶ
装画・本文イラスト＝ヨコイまこ
写真＝富田浩二
図表作成＝田栗克己・高木佳子

第1章

投薬も手術も必要としない医療

「神経の流れ」が「元気の源」であることは医学の基本原理

実に不可解なことですが、私たちの日常生活では、生命にとって最も重要なことがしばしば軽視されがちです。

たとえば、空気。空気がたった数分間とだえるだけで、私たちは生きながらえることがむずかしくなります。しかし、日常生活で、このかけがえのない空気の存在に気がついている人がどれだけいるでしょうか。

水もそうです。水を三日間飲まなかったら、私たちは生命を維持することがほとんど困難になります。しかし、水道の蛇口をひねれば、いつでも水があまりにも簡単に手に入るために、ほとんどの人が水の大切な働きに気がつくことはありません。

同じようなことが「神経の流れ」についてもいえます。

全身にはりめぐらされている神経は、脳からの指令を体の各部分に伝える器官で、その中心となるのは背骨の中を走っている神経です。この神経の流れがスムーズであるからこそ、心臓や肺、胃、腸、それに血管、筋肉といった臓器や組織が毎日順調に働くことができるのです（左の図を参照）。

神経と全身の関係

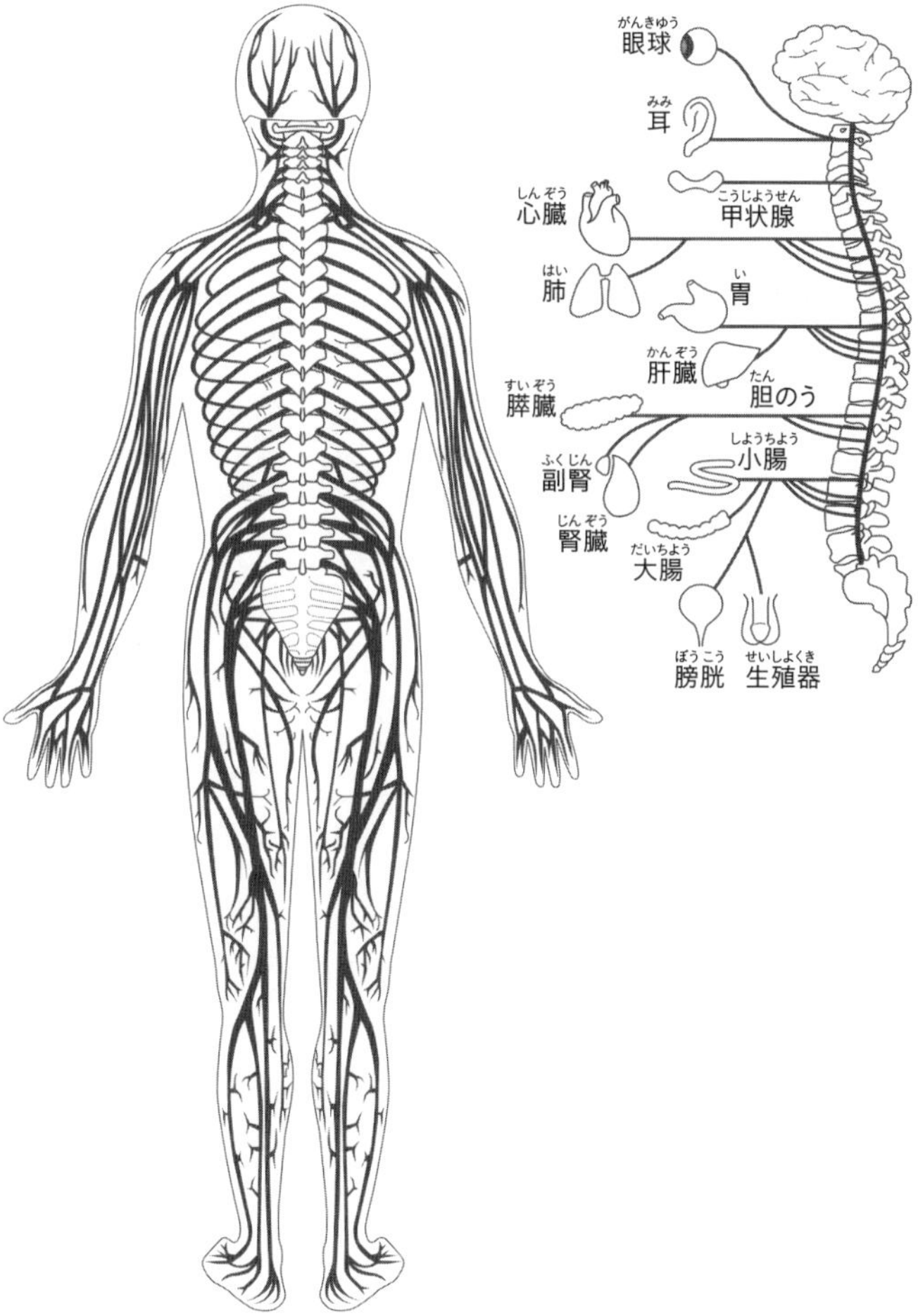

眼球《がんきゅう》
耳《みみ》
心臓《しんぞう》
甲状腺《こうじょうせん》
肺《はい》
胃《い》
肝臓《かんぞう》
膵臓《すいぞう》
胆《たん》のう
小腸《しょうちょう》
副腎《ふくじん》
腎臓《じんぞう》
大腸《だいちょう》
膀胱《ぼうこう》
生殖器《せいしょくき》

全身の臓器を順調に働かせ、そのすべての動きを支配しているのは、神経の流れである——これは生命を維持するための最も基本的な医学の原理であり、この事実を否定する医学者は一人もいないはずです。もし、神経の流れが完全にとだえたとしたら、すべての臓器の働きが止まり、人は数分もこの世には存在できないでしょう。

そこで、ぜひ認識してほしいのが、神経の流れがどこかでつまって、スムーズにいかない状況です。実は、こうしたことが私たちの体ではしばしば起こっているのです。

残念なのは、この「神経のつまり」についての認識がほとんどの人に欠如《けつじょ》していることです。多くの人が、神経の流れが大切であることはわかっていても、その流れがスムーズにいかない状況を考えることがなかなかできないのです。

そのような重要なことに、なぜ気がつかないのか、不思議としかいいようがありません。神経のつまりによって、その流れがスムーズにいかなくなると、脳からの指令が臓器にうまく伝わらなくなり、その働きも万全ではなくなってきます。その状態は、すでに症状となって、あなたの体に現れているかもしれません。それが、たとえば体のこりや痛み、めまい、冷え、不眠といったさまざまな不快症状であり、異常を伝える警告のようなものです。

いうまでもなく、そのようなエネルギーの停滞は、生命にとってよい状況ではありません。人によっては、それが背景となって病気が形づくられるようになります。心臓病、脳梗塞《のうこうそく》（脳の血管がつまって起こる病気）、ガン、糖尿病、アレルギー病といったほとんどすべての病気は、そうした生命エネルギーの停滞が引き起こすものなのです。

もちろん、私も医学を学んだ人間です。それらの症状や病気の原因については、いろいろな説明ができることもよく知っています。しかし、現代医学の医師たちのようにむずかしく考える必要はありません。そもそも細胞や臓器が元気に働いていれば、不快な症状も出てこなければ、病気にもなりません。細胞や臓器の働きが元気でなくなる状況ができてくるからこそ、病気が生まれてくるのです。

薬で病気が治るわけではない

医師の診察を受け、病気を診断されて最後に薬を処方されると、たいていの人は安心します。しかし、それで病気が治るわけではありません。たいていの薬は対症療《たいしょうりょう》法薬《ほうやく》（症状の改善のみを目的とした薬）です。

極端にいえば、症状という表面をごまかしているだけです。これは、手術であっても同じことです。要するに、とりあえず薬で症状をやわらげ、薬や手術で弱まった患者さんの自然治癒力《しぜんちゆりょく》（人間の体に本来備《そな》わっている病気を治す力）で病気が治るのを待っているだけのことです。それを患者さんは治療だと誤解しているのです。本来なら、自然治癒力をすぐにでも発動させるようなことをすべきではないでしょうか。

このことが端的に現れるのが、現代医学では病名がつけられないような症状が出た場合でしょう。

最近も、こんなことがありました。四十代の女性Sさんは、最初は首の痛みを訴えて私の診療所へやって来ました。問診《もんしん》のあと、Sさんの体を診《み》ていると、とても奇妙な症状が出ているのに気がつきました。なんと左手の人さし指だけが真っ白になり、まるで棒のようにカチカチに固まっているのです。真っすぐに伸びたままで、曲げることがまったくできません。

見るからに異様なので、たずねたところ、次のような答えが返ってきました。

「もう一年以上前から、指がカチンカチンに硬くなり、まるで鉄棒です。どの病院に行っても、原因はわからないというだけで、病名もつけてくれません。どうしても治したいなら、手術という手があるけれど、それでも治る確率は低いというので、もう治療はあきらめています」

指の色が白くなっているのは、血行が極端に悪くなっているせいです。また、棒のように硬くなっているのは、関節が固まっているためです。

手術でこの状態をなんとかするとしたら、関節の部分を開いて、筋肉や腱《けん》（筋肉と骨を結びつける結合組織）をはぎ、関節包《かんせつほう》（関節を包んでいる袋状の組織）を少し切って、その硬縮《こうしゅく》をゆるめるしかないでしょう。しかし、こうした手術は確率的にうまくいかないことのほうが多いので、やりたがる医師はあまりいません。そのため、Sさんは治療をあきらめていたのです。

こんな症状を見たのは初めてでした。私にも病名はつけられません。しかし、私には病名など大した問題ではありません。私は病気や症状を引き起こす、そもそもの原因である神経のつまりを問題にしているからです（具体的な治療法の詳細については後述）。

Sさんの場合、神経のつまりを取って、その流れをスムーズにすると、一回めの治療では、残念ながら固まった指は曲がりませんでした。しかし、二～三日後に、もう一度治療をしたあと、カチカチになっていた指が曲がり始めたのです。

すると、Sさんが突然泣き出しました。

「先生、これは痛くて泣いているのではありません。うれしくて泣いているのです」

けっきょく、Sさんは五回ほどの治療で人さし指が半分くらいまで曲がるようになり、色も回復しました。

神経のつまりを取って体にすべてをゆだねる

血圧の高い患者さんに、現代の医学では、たいていは降圧剤《こうあつざい》（血圧を下げる薬）を用います。この治療法は多くの患者さんにあたりまえのように受け入れられていますが、これは体にとってすごく不自然なことです。

薬が効いている間は確かに血圧が下がりますが、そのことで高血圧のそもそもの原因を解決できるわけではないからです。その証拠に、降圧剤を一生飲み続けなければならないという望ましくない状況が生まれます。

つまり、これは病気を治しているのではなく、薬によって体を無理に矯正《きょうせい》し、体のほかの部分に負担をかけているだけなのです。

私だったら、こんなときは、まず神経の流れにつまりがないかどうかをチェックします。本来正常であるべき血圧が異常に上昇するのは、血管が緊張して過度に収縮《しゅうしゅく》するからです。その血管の収縮を支配しているのは、神経の流れです。神経につまりがなく、スムーズに脳からの指令が伝わっていれば、もともとそのようなことが起こるわけがありません。

実際、高血圧の患者さんの神経のつまりを取って、その流れを開放すると、血管の働きが正常になって血圧が下がるだけでなく、降圧剤が不要になることがよくあります。

本来、病気を治すのに薬も手術もいらないのです。なぜなら、前述したように、体にはもともと病気を自然に治す力が備わっているからです。

体が持っている、本来の力にまかせておけば、健康について心配することはいっさい必要ありません。たとえ、ガンであっても同じことです。神経の流れがスムーズであれば、免疫力《めんえきりょく》（体内に病原体が侵入しても発病を抑える力）が万全に働き、白血《はっけつ》球《きゅう》の一種であるナチュラル・キラー細胞がガン細胞を攻撃すると同時に、遺伝子《いでんし》の発現（遺伝子の情報が形となって現れること）が好転するからです。

六十五歳の男性Cさんは、もう半年以上、ガンの治療のために私の診療所へ通っています。最初は前立腺《ぜんりつせん》ガンの治療のためにホルモン療法を受けていたのですが、腫瘍《しゅよう》マーカー（ガンになると血液中にふえ、ガンの診断の指標になる物質）の一つであるPSAの値《あたい》が改善せず、私の治療を試しに来ました。

Cさんの場合、私の治療を受けて一ヵ月ほどで、PSAの値は基準値内（五ng／ml以下）になり、前立腺ガンはほぼ治癒《ちゆ》したといってよい状態になりました。

ところが、他院で検査を受けている間に、今度は腎臓《じんぞう》ガンのあることがわかりました。このガンは新しくできたものではなく、もともと前立腺ガンといっしょにあったものでした。それがあとになって見つかったのです。医師はすぐに手術をすすめました。

Cさんは手術を受けるかどうか、私の診療所に通いながら、逡巡《しゅんじゅん》していました。そして、三ヵ月たったあと、再び検査を受けると、本来なら大きくなっているはずの腎臓ガンがほとんど同じ大きさでした。まったく進行していなかったのです。これは私の治療の効果が出ていないからです。

しかし、ガンが大きくなっていないことに驚いた医師は「この大きさだったらまだ手術が間に合う」とCさんを強く説得しました。私はCさんに「このまま治療を続ければガンが退縮《たいしゅく》する可能性がある」と話しましたが、けっきょくCさんは手術を受けることを決意しました。

私から見ると、せっかくガンがよくなってきたのに残念としかいいようがありません。しかし、治療の選択は最終的には患者さんがすることです。患者さんが納得して決めたことに、私が言葉をはさむ余地はありません。

Cさんの場合、神経の流れがスムーズになっていたので、興味深い結果となりました。

通常、ガンの手術を受けたあとは、生体が手術のダメージを受けることと抗ガン剤を使うことにより、免疫力が大幅に低下し、体力もガクンと落ちます。そのため、三週間は入院しなければなりません。ところが、Cさんの免疫力は抜群で、体力も衰《おとろ》えていませんでした。その結果、なんと一週間で退院できたのです。「こんな回復力はいままで見たことがない」と手術を担当した医師も驚いていたそうです。

このように、神経の流れがよくなっていれば、手術後の体調も良好になり、薬の副作用も軽減されるのです。ちなみに、Cさんが退院後に検査を受けたところ、ガンの再発の徴候《ちょうこう》はまったく見られず、前立腺ガンも完全に消えていました。

医師の関心が薄い症状や病気

肩こりといえば、多くの中高年が悩まされている症状の一つです。しかし、肩こりを訴えて医療機関に行っても、肩こりを「治す」ことはできません。せいぜい筋弛緩《きんしかん》剤《ざい》（筋肉をやわらげる薬）や湿布薬《しっぷやく》を処方されるくらいで「治療」は終了するのではないでしょうか。ほとんどの医師は肩こりの症状をやわらげるだけで、根本的な原因を解決することができない、あるいはしないのです。

このように〝医師に相手にされない〟症状や病気は世の中に多数あります。だとしたら、医師という職業はなんのためにあるのでしょうか。

最近、「線維筋痛症《せんいきんつうしょう》」という病気が問題になっています。これは、全身の筋肉に痛みを感じる病気ですが、関節リウマチのような関節の変形は伴《ともな》いません。それにもかかわらず、その痛みは激しく、日常生活にも支障をきたすほどです。

線維筋痛症が問題なのは、二つの理由があります。一つは治療法がないこと。そして、もう一つは、医師にこの病気についての理解がないことです。病名すら知らない医師が世の中にはおおぜいいます。

私の診療所にも、線維筋痛症の患者さんがやって来ました。三十四歳の女性Nさんは体の十数ヵ所に痛みがあります。その痛みは激しく、ちょっとさわるだけでも飛び上がるほどです。どこの医療機関へ行っても治らず、最後に訪ねて来たのが私の診療所でした。

Nさんが診察室へ最初に入って来たときの姿は異様でした。一歩、一歩、幼児のような狭い歩幅で、しかもゆっくりと歩くので、患者さんが座るイスの前に着くのにたいへんな時間がかかりました。助けるつもりで体に手をふれると、強い痛みを訴えるので、それもできません。

しかし、難病だからといって、驚く必要はありません。Nさんのような場合でも、神経の流れをスムーズにすれば自然によくなっていくからです。最初は週二回ほど通院していただきましたが、回を重ねるうちに痛みが消えていき、通院が週一回になったときには、ほぼ普通に歩けるようになりました。三ヵ月後には二週間に一回になり、このときはほぼ正常になりました。この回復ぶりは「奇跡」といわれました。

線維筋痛症に抗うつ剤や精神安定剤が使われることがあります。医師は原因がわからない病気に、これらの薬を使いたがるようですが、とんでもない話です。こうした病気だからこそ、神経のつまりを取ってその流れをよくすることが必要なのです。そうすれば、Nさんのように自然に治っていきます。

もちろん、これは難病に限ったことではありません。前述した肩こりをはじめ、腰痛、関節痛、耳鳴り、めまい、頭痛といった、日常的な不快症状のすべてにいえることです。

新しい医学との遭遇

ここで、私のこれまでの道のりについてお話ししておきましょう。

「はじめに」で述べたように、私は大学病院をはじめとした総合病院の整形外科で一〇年間にわたり、外来と手術に明け暮れていました。しかし、医師として自分の使命を果たそうとすればするほど、むなしさにとらわれていました。

手術が成功しても、それは一時的によくなっただけで、決して病気が治ったと呼べる状態になったわけではなかったからです。薬物療法にいたっては、症状を表面的にごまかすにすぎず、よく効くといわれる薬ほど副作用が強くて、患者さんを苦しめているのが現状でした。

私は小学生のときに医師になろうと決意しました。それは純粋な意味で、人を治す手伝いができると信じていたからです。小学校の卒業文集にも、そんなことを記した覚えがあります。

だからこそ、医学部に入学したときは心から喜びました。ここでなら、人を助ける最高の医学が勉強できると思いました。

ところが、医師になって多くの臨床を重ねるうちに、医学の無力をいやというほど思い知らされたのです。

そもそも六〇兆の細胞からなる人間の体は、機械とは比べようのないほど、精妙な仕組みでできています。それは、完璧な創造性と調和に満ちた、神のつくった小さな宇宙です。それを乱暴な働きしかできない薬物や手術で治そうとすることに、現代医学の根本的な誤りがあります。

精妙な仕組みでできているものは、本来備わっている精妙な働きにまかせれば、自然によくなる——皮肉なことに、このあたりまえの事実こそ、医師として得た私の最終的な結論でした。

その結論のなかでも整形外科医として私の最大の関心事は、脳から背骨の中を流れ、さらに体のすべての臓器に指令を与える神経のラインでした。この神経の流れがスムーズであれば、各臓器が正常に働き、体は健康な状態を保てると考えるようになっていきました。

医師になって七年めのときのことです。

「兄さん、アメリカにはカイロプラクティックという、すばらしい医学があるよ」

弟がそんなことを教えてくれました。

カイロプラクティック——いま思うと、それは不思議な響きを持つ言葉でした。うまく表現できないのですが、何か新しい可能性を秘めた、とても魅力的な言葉として私には聞こえました。

カイロプラクティックの理論とその技術は、カナダ生まれのアメリカ人であるD・

D・パーマーによって、一八九五年に確立されました。この医学の特徴は、薬を使わずに手技のみで「神経のつまり」を取って、その流れをスムーズにすることにより、自然治癒力を最高の状態で発動させる点にあります。

私はカイロプラクティックについて調べてみました。すると、調べれば調べるほどその魅力のとりこになっていきました。そして、カイロプラクティックを学ぶためにアメリカへ渡ろうと決意するまでになりました。

ただし、その決意を実行するまでには、三年の月日が必要でした。いくつかの難問を解決しなければならなかったからです。まず、資金の問題がありました。しかし、これは貯蓄や借金をすればなんとか解決できる問題です。

最もやっかいなのは、周囲の人たちの理解を得ることでした。たいていの人は、私が何を考えているのかさっぱりわからない、といいました。それはそうでしょう。ときに私は三十四歳。医師として、これから脂《あぶら》の乗る時期を迎えるところでした。そんな最も大切な時期に、これまでの経歴を捨てて、海のものとも山のものともわからない医学に身を捧げようというのですから。

医師という経歴は、世間の常識から考えると、とても貴重なもののようです。私は何度も家族会議を開いて、妻や私の両親、それに妻の両親に私の思いをありのまま伝えました。時間をかけて何度も話し合いました。

最初はみな反対しましたが、それでも最後には同意してくれました。私の熱意があまりにも強いので、「しようがないな」とあきらめたのかもしれません。当時の私は何かに背中を押されているような感じでした。

「カイロプラクティックだけはやめておけ」

たとえ妻や家族には理解されたとしても、医師の世界では、私の計画は「狂気の沙汰《さた》」に近いものだったでしょう。実際、私がこれからアメリカでカイロプラクティックを学ぶと宣言すると、医局の同僚たちはみな顔をそむけました。

彼らはとんでもない場違いな話を聞いてしまったので、どう反応したらよいのか、とまどったのだと思います。

何よりも彼らを驚かせたのは、カイロプラクティックという言葉そのものでした。

「最先端の医学を学んでいる現場で、よりによってカイロプラクティックとは！」

そんなため息が聞こえてくるようでした。誤解を恐れずにあえていうなら、日本のエリートコースを歩んでいる医師たちにとって、最も失笑すべきものの一つがカイロプラクティックなのです。

私は一九九九年にハーバード大学医学部の関連病院やボストンのローズメディカルセンターで人工関節手術の研修を終えたばかりでした。そんな最新の医学知識を身につけた私が、エビデンス(科学的根拠)に乏《とぼ》しいといわれるカイロプラクティック(断っておきますが、これはまったくの誤解です)を学びたいといい出したのですから、驚天動地《きょうてんどうち》の話だったのです。

「おまえがそんなにアメリカへ行きたいなら、ハーバードでもジョン・ホプキンス(アメリカの医学部では双璧となる大学)でも留学させてやる。カイロプラクティックだけはやめておけ」

私の恩師である整形外科の主任教授からは、そういわれました。いま思い出しても本当にありがたいお言葉です。

しかし、一度いい出したら聞かない、私のがんこさを教授はよくご存じでした。私の意志が固いのを見て取ると、教授は最後にあきらめたようにいいました。

「行ってもいい。だが、破門だぞ!」

私はこのひとことを「男がいったんいい出したら、最後までやり遂げろ」という、ありがたいお言葉として受け止めました。そして、二〇〇〇年に妻と二人でアメリカへ渡り、その年の九月に南カリフォルニア健康科学大学(ロサンゼルス・カイロプラクティック大学)に入学したのです。

そのときの主任教授とは、現在、三重大学の学長をされている内田淳正《うちだあつまさ》先生のことです。なお、私は内田先生から破門されたわけではありません。一〇年後に私が帰国すると、内田先生は後任の教授を通じて、なんと私に特別講演を依頼されてきたのです。私は一〇〇人以上の医師の前で、ガンステッド・カイロプラクティック(くわしくは後述)の理念を話させていただきました。このような舞台を用意してくださった内田先生のふところの深さに、感謝の念でいっぱいです。

カイロプラクティックとは

このように自分の夢を追って困難を乗り越えていく話は、何か感動的な物語を連想するかもしれません。しかし、実際の私はいつもクヨクヨと悩んでいました。

なかでも私を悩ませたのは英語の壁でした。ネイティブな英会話による授業がまったく聞き取れなかったのです。いま思うと当然のこととは思うのですが、当時は深刻に悩みました。ジョークをいわれても、まわりの人は笑っているのに私だけ意味がわからず、ムッツリとしているのは実につらいものです。何しろ、解剖学や生理学の授業すら、英語が理解できないために、チンプンカンプンでした。三十四歳から本場の英語を身につけるのは不可能なのか、とさえ思いました。

しかも、やっと耳が英語に慣れてくると、今度はもっと深刻なことに気がつきました。私が求めていた本物のカイロプラクティックが、そこにはなかったのです。

南カリフォルニア健康科学大学では、本物のカイロプラクティックを教えているとは私には思えませんでした。その事実に気がついたときには、すでに入学して一年半以上が経過していました。こうなると、悩むどころか、まさに奈落《ならく》の底に突き落とされたような心境でした。

そもそもカイロプラクティックとは、アメリカで生まれた、薬をいっさい使わずに主に手だけで行う伝統的な手技療法のことです。「カイロ」とはギリシャ語で「手」、

「プラクティック」は「技術」を表します。文字どおり「手技」という意味になります。

一八九〇年代に民間療法師としてアイオワ州ダベンポートで開業していたD・D・パーマーは、あるとき、たまたま自分のオフィスで働いていた掃除夫の背骨をさわって調整することにより、難聴《なんちょう》を治すことに成功しました。

背骨を調整することにより、あらゆる痛みや不快症状の根本的な原因を治す手技療法は、古今東西で古くから行われていたものです。D・D・パーマーの慧眼《けいがん》は、脳から背骨を通る神経の流れを正常化することに着目し、以後、その手技療法を洗練させ、理論化して、カイロプラクティックという手技療法として確立したことです。

前述したように、現代医学の医療行為のほとんどが対症療法であるのに対して、D・D・パーマーが創出したカイロプラクティックは根本的な治療を行うための手技です。

カイロプラクティックは、症状や病気の根本的な原因（神経のつまり）を見つけ出し、そこをアジャストメント（調整＝カイロプラクティックでいうところの治療に相当するもの）することにより、神経の流れをよくして、患者の心身に完全な健康を回復させ、維持させることを目的としています。

カイロプラクティックとは、本来、こんなにすばらしいものなのです。ところが、アメリカで実際にカイロプラクティックの勉強をしてわかったことは、現代医学の影響を受けたために、カイロプラクティックがその本来の輝きを失って、目的を忘れるようになっていることでした。

もちろん、これはあくまでもアメリカでの話です。日本にもカイロプラクティックと呼ばれるものがあり、最近ではよい教育機関が出てきているものの、そのほとんどがD・D・パーマーとは関係のないものです。私がカイロプラクティックという場合は、あくまでもアメリカでのカイロプラクティックであることをお断りしておきます。

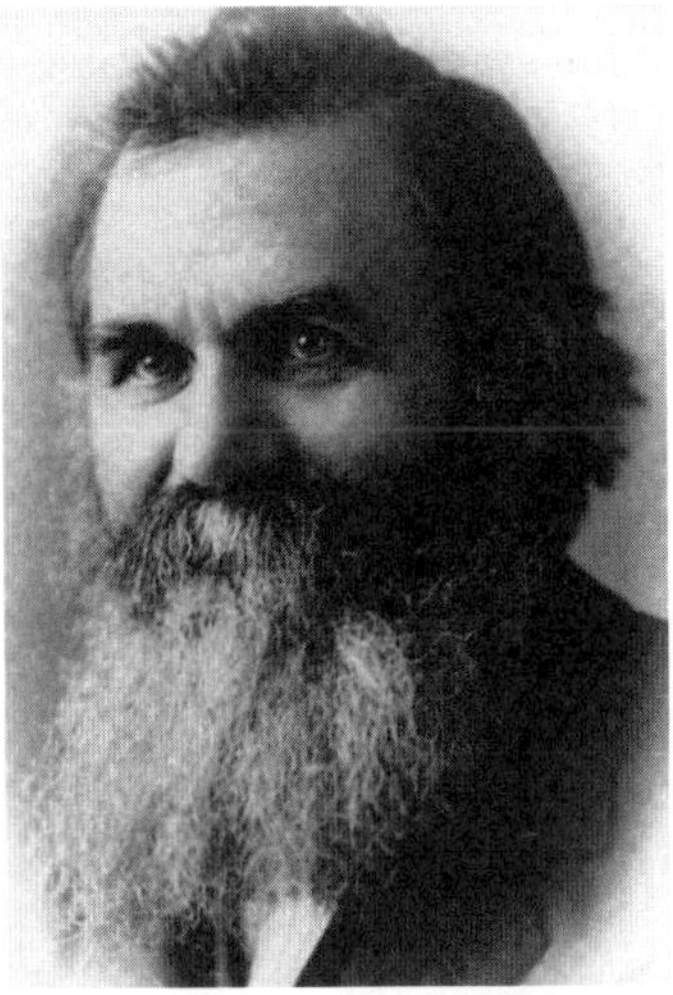
カイロプラクティックの理論と技術を確立したD.D. パーマー

日本では理解されていませんが、正式なカイロプラクティックはいまや国際的に認められた医療で、WHO（世界保健機関）もその効果を認め、カイロプラクティックの学会を後援したり、共同で学術書を出版したりもしています。

北米には一七ものカイロプラクティックの専門大学があり、どの大学も非常にレベルの高いものです。入学できるのは、日本でいえば大学卒か短大卒の人たちで、大学での二年の教養課程が義務づけられています。そして、入学すると、医学部と同じようにみっちりと基礎医学や臨床医学を学ばなければなりません。そのため、現在ではアメリカなどでは医師からも認められるほどその地位は高くなったのですが、同時にカイロプラクターが「医師化」するという弊害《へいがい》も生まれています。

いい換えるなら、カイロプラクティックがあまりにも現代医学に近づきすぎたために、D・D・パーマーが唱《とな》えたカイロプラクティックの本来の道からそれてしまっているといってよいでしょう。もっといえば、D・D・パーマーの行った本来のアジャストメントの妙技《みょうぎ》を忘れているのです。私はアメリカの現状にすっかり落胆《らくたん》してしまいました。

ガンステッド・カイロプラクティックへの道

「カイロプラクティックの勉強をするなら、二度と整形外科の世界では生きていけなくなるぞ」

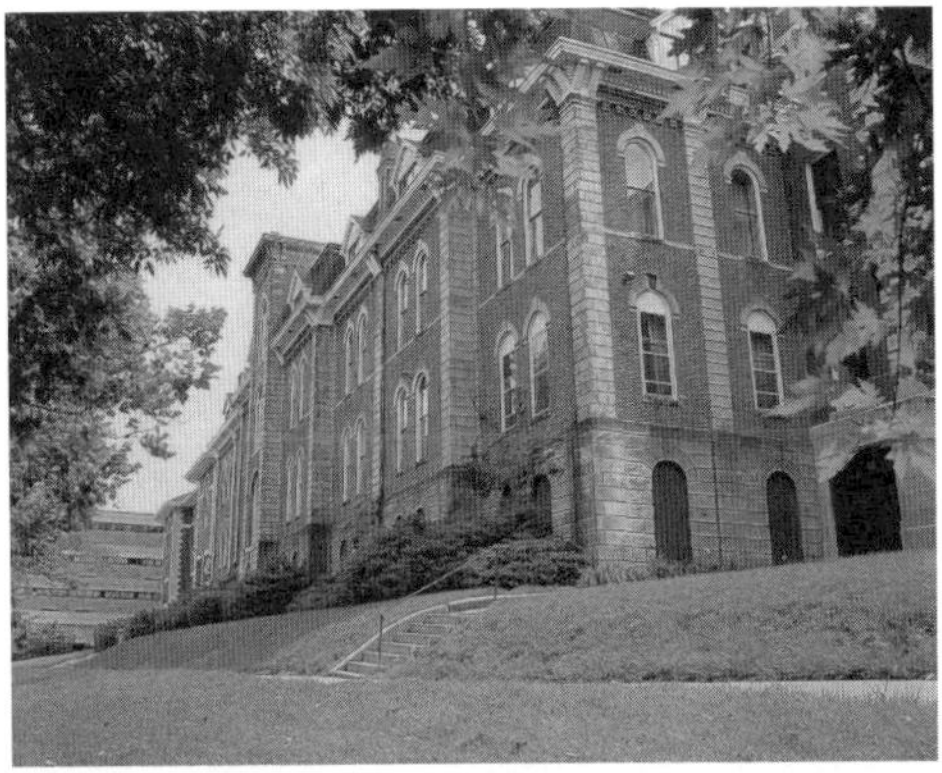

転校をしたパーマー・カイロプラクティック大学

　私はみなにそういわれて、日本を発《た》ちました。いまさら引き返せません。第一、ここで弱音を吐《は》いたら、いっしょに行動してくれている妻や、温かく送り出してくれた両親にも申し訳が立ちません。

　二〇〇二年十一月、私は思いきってアイオワ州ダベンポートにあるカイロプラクティック発祥の学校「パーマー・カイロプラクティック大学」に転校することにしました。パーマー・カイロプラクティック大学では、D・D・パーマーの哲学に基づいた本来のカイロプラクティックを教えていると知ったからです。

アメリカの承認されたカイロプラクティック大学では、同一の学位（ドクター・オブ・カイロプラクティック：D・C・）と、カイロプラクティック教育評議会によって認められたカリキュラムを提供しています。これについては、どこの大学でも共通しています。

しかし、大学によってカイロプラクティックについての方向性が異なっています。これは自由なアメリカらしいところですが、カイロプラクティックに大きな混乱をもたらしています。多くのカイロプラクターが、本当のカイロプラクティックとはどのようなものかがわからなくなっているのです。非常に残念な事態だと思います。

日本にいると、そうしたアメリカの事情も理解できないので、私の転校は日本の友人たちには奇異なことのように映ったようです。

「いったい、あいつは何を考えているんだ」

表面的に見たら、そう思われてもしようがないでしょう。何しろ、普通は四年で卒業するところを私は転校のために六年近くもかかってしまったのですから。

しかし、人からなんといわれようと、私は自分の道を進むしかありませんでした。

その結果、出合うことができたのが、カイロプラクティックのなかの本流「ガンステッド・カイロプラクティック」だったのです。これこそ、Ｄ・Ｄ・パーマーの哲学を引き継ぎ、そのテクニックを発展させた、本物のカイロプラクティックでした。

ここでいうガンステッド・カイロプラクティックとは、クラレンス・セルマー・ガンステッドという、卓越したカイロプラクターが完成させたカイロプラクティック・システムのことをいいます。混乱したアメリカのカイロプラクティック界にあって、Ｄ・Ｄ・パーマーの純正な伝統を受け継いだ、唯一のカイロプラクティックであることから、彼の名前を冠してそう呼ばれるようになりました。

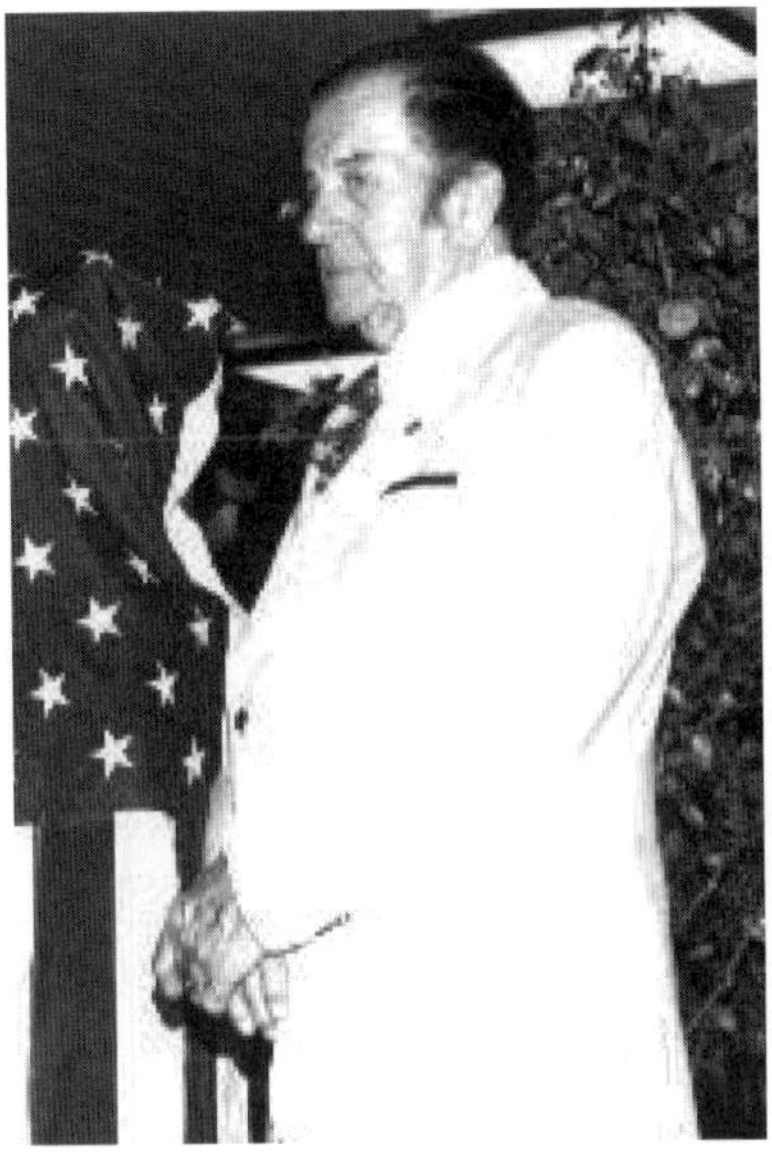
ガンステッド・カイロプラクティックの創始者、クラレンス・ガンステッド

クラレンス・ガンステッドが、Ｄ・Ｄ・パーマーの直弟子のオルセンの教えを

受け、ダベンポートのパーマー・スクール（現在のパーマー・カイロプラクティック大学）でB・J・パーマー（D・D・パーマーの息子で、カイロプラクティックを大きく発展させた）から原理を学び、彼から学位を授与されたのは、一九二三年のことです。

ガンステッド・カイロプラクティックの注目すべき点は、その後、D・D・パーマーやB・J・パーマーの教えをかたくななまでに守り、技術を磨いていったことです。オルセンは、そうした彼の技量を絶賛しています。彼がいかにすばらしいアジャストメントの技量を持っていたかは、彼の治療を求める患者さんが年々ふえていき、それにつれてクリニックが拡大していったことからもわかります。

最初、ガンステッドはアイオワ州のマウント・ホレブという、ほとんど名前の知られていない小さな町で開業しました。銀行ビルの最上階の一室で始まった彼のクリニックには、年々押しかける患者さんがふえていき、手狭になっていきました。その結果、一九三九年には四つのアジャストメントルーム、レントゲン室、問診ルームからなるクリニックがマウント・ホレブのダウンタウンに建てられるまでになり、そのころには町の名前もアメリカ全土にとどろき、患者さんたちは遠くからはるばる訪れるよう

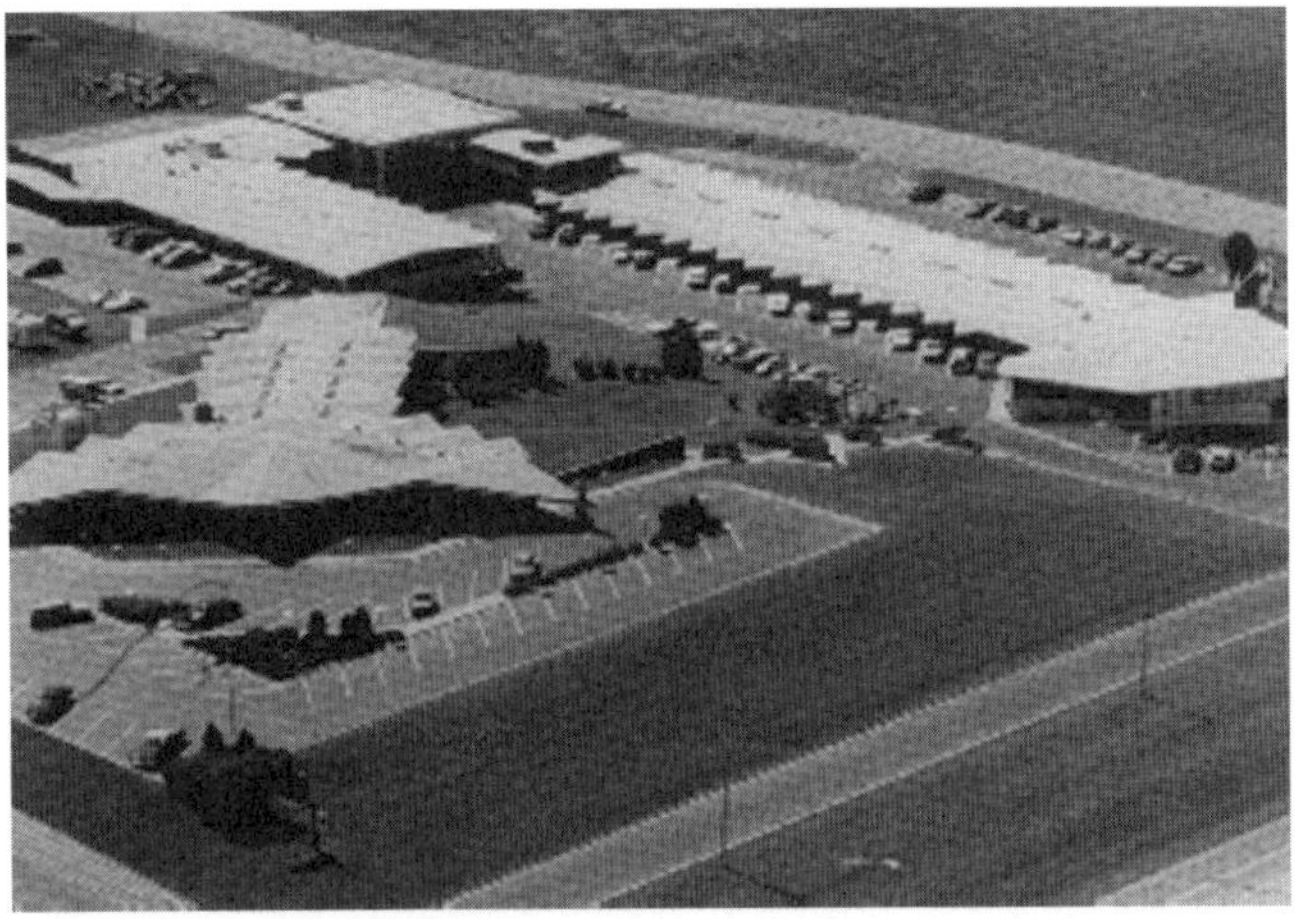

マウント・ホレブに建てられた広大なガンステッド・カイロプラクティック・クリニックの全景

になっていきました。

ガンステッドは、もともとクリニックの見栄えには関心はありませんでした。彼はこういいます。

「もしカイロプラクティックで正しくアジャストメントをしていれば、オフィスに座っているヒマなどない。私はオフィスをよく見せるより、患者さんのことを考えていたほうがいい」

しかし、クリニックの発展はさらに続き、一九六二年には、さらに新たなガンステッド・カイロプラクティック・クリニックが、マウント・ホレブの町はずれに建てられました。それは実に広大な施設で、広さ約五五六五平方メートルの土地に一一のアジャストメントルーム、最新の完全装備の検査室、レントゲン室、一〇四席の待ち合い室、セミナー用の二〇〇席を超える会議室、さらに三つの教室などがあり、それらの建物の隣には大きな宿泊施設まで併設されています。

いうまでもなく、これはカイロプラクティックの歴史上、最も大きな施設です。患者さんはいまやアメリカだけではなく、遠く海外からも訪れるようになりました。その治療の質もきわめて高く、現代医学から見放された患者さんが多数集まって来ます。医師たちもそのことはよく知っていて、そうした患者さんをここに紹介する医師がアメリカにはたくさんいます。

私が知る限りでは、アメリカで最も有名な医療機関の一つであるメイヨー・クリニックからも多くの患者さんがやって来ていました。メイヨー・クリニックは、クリーブランド・クリニックと並んで、アメリカ医療の双璧をなす病院です。

真なる姿は美しい

アメリカでは大学生が本当によく勉強します。毎週のように試験があり、教師は山のように宿題を出します。最終学年では大学の付属クリニックで臨床実習もあり、学生たちは気をゆるめるヒマもありません。

また、卒業をすると、大学からドクター・オブ・カイロプラクティックの称号を授与されますが、開業するには国家資格（ナショナル・ボード）と州試験（ステート・ボード）にも合格しなければなりません。その意味では、カイロプラクティック大学に入ったら、いやでも勉強しなければならない仕組みになっているのです。

しかし、医師としての経験がすでに一〇年もある私には、そんな学生生活も生ぬるいとしか思えませんでした。そうした学校での勉強をいくらしたところで、医療の現場では使いものにならないことを私は経験としてよく知っているからです。ハッキリいえば、大学での勉強は、国家試験に合格する知識を得るためのものなのです。

本物のガンステッド・ドクターになるには、大学の授業を受けているだけでは、絶対に足りません。口が悪いと思われるかもしれませんが、アメリカの大学を出ただけで一流のカイロプラクターになったつもりでいるとしたら、それは「へなちょこドクター」です。私は大学での勉強をじゅうぶんにこなしたうえで、外部で開かれるガンステッド・カイロプラクティックのセミナーへ通いつめ、実地の技術の習得に励《はげ》みました。

私が幸運だったのは、私が居を移したアイオワ州のダベンポートが、ガンステッド・カイロプラクティックの聖地ともいうべきマウント・ホレブに比較的近かったことです。

近いといっても、車で往復五時間はかかりますが、マウント・ホレブにあるガンステッド・カイロプラクティック・クリニックに私はせっせと通いました。通うのがうれしくてたまりませんでした。なぜなら、そこには私の生涯をかけた夢があったからです。

マウント・ホレブでドクター・アレックス・コックスのアジャストメントを見て、私は驚喜しました。それは、私にとって衝撃以外の何ものでもありませんでした。長い間、探し求めていたものはこれだ、とすぐにわかりました。ガンステッド自身は一九八九年に亡くなっていますが、その第一の弟子であるアレックス・コックスがガンステッド・クリニックで自分の師を彷彿《ほうふつ》とさせるようなすばらしい技量を発揮し、セミナーを主催していたのです。

そのセミナーで、私は数々の奇跡を見ました。アレックスのアジャストメントにより、それまで歩けなかった人が歩けるようになるのはめずらしくありません。何をしても取れなかった痛みがなくなることもよくあります。ありとあらゆる症状が消えるのです。まるでマジックのようでした。

後年、私は東京でガンステッド・カイロプラクティックのセミナーを主催するようになりますが、あるとき、そこに脳性小児マヒの三歳の女の子が連れて来られました。その子はハイハイしかできず、医師の話では立つことは不可能だといわれていました。その子が一回のアジャストメントで、みなの見ている前で立ったのです。この子はいまでは小学生になり、走れるまでに回復しています。そして、現在は私が彼女を定期的にアジャストメントしています。

いまではこうしたことは不思議ではありませんが、当時の現代医学の医師としての経験しかなかった私には、奇跡としか思えませんでした。

私がアレックスに魅了された理由は、もう一つあります。なんといってもそのアジャ

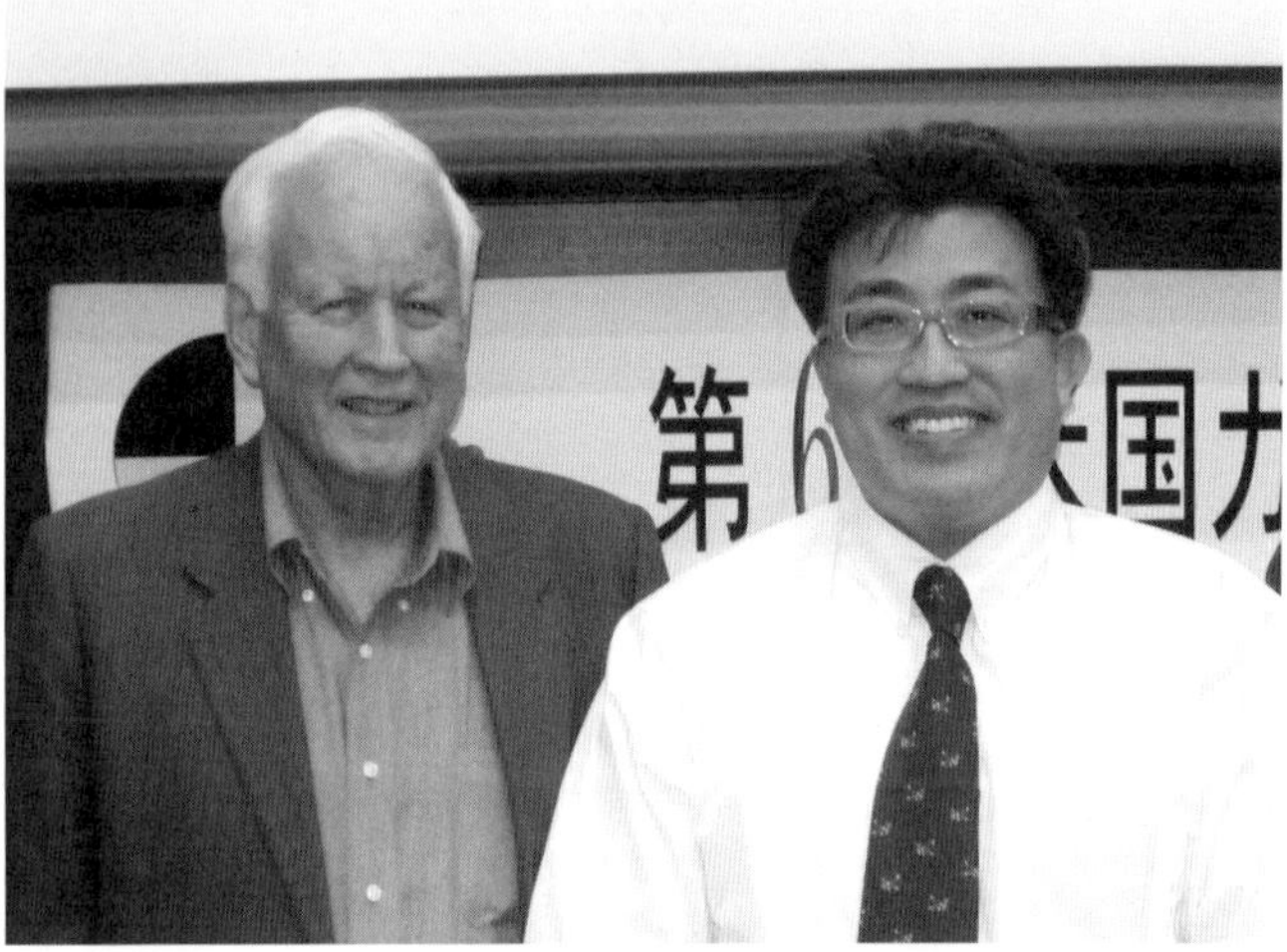

ドクター・アレックス（左）と著者

ストメントの姿の美しさでした。私は有名なカイロプラクターのアジャストメントを数多く見てきましたが、アレックスのような美しい姿でアジャストメントをするのを見たことがありません。それは、完成されたものが持つ究極の美といってもよいでしょう。「真なるものは美しい」のです。

実際に、アレックスのアジャストメントを体験してみると、これがまたすばらしいものでした。彼に背骨にふれられると、感覚がほかのドクターとはまったく違うのです。アレックスには、アレックスだけの特別な世界があるようでした。

私は週末になると、高鳴る胸を抑えながら、いそいそとマウント・ホレブに出かけて行きました。まるで恋人に会いに行くような喜びが、そこにはありました。本物になるいちばんの早道は、やはり本物から学ぶことです。私はただただがむしゃらに彼のあとを追いかけることにしました。

そのころ、アレックスは七十代でしたが、若々しいエネルギーに満ちていました。その存在はスーパードクターと呼ばれるほど巨大で、威厳があり、まだ学生にすぎない私が気軽に話しかけることができる雰囲気《ふんいき》ではありませんでした。しかし、あまりにも熱心に通いつめてくる私の姿にドクター・アレックスもついに気を許し、特別に自宅へ招いてくれました。そして、最後には、ファースト・ネームで呼び合うほど親しくなりました。

三代にわたる本流のエネルギー

本物のガンステッド・カイロプラクティックを使える医師は本場のアメリカでも非常に少なく、ほとんどがその亜流で終わっています。それを日本人が学ぼうというのですから、普通の勉強をしたのでは追いつけません。私はパーマー・カイロプラクティック大学で優秀な学生たちの、さらに何倍もの勉強をしようと決意しました。

パーマー・カイロプラクティック大学には、ガンステッド・カイロプラクティック・クラブのエグゼクティブという、上級の試験があります。二〇〇三年に私はその試験にアジア人として初めて合格し、学生時代から学生たちにガンステッド・カイロプラクティックを教えることになりました。

当時、アメリカには何千人も学生がいたと思いますが、私には理解と技術では誰にも負けないという自信がありました。それほど私の勉強量は圧倒的だったのです。そのためには、夜も眠らないほど勉強しましたが、お金もたくさん使いました。

普通、留学といえば、大学の研究室から補助が出ます。しかし、私の場合、それはありません。しかも、たくさんのセミナーに通ったので、いくらお金があっても足りませんでした。貯金も使い果たし、借金の連続でした。

借金の額がどんどんふえていくので、妻はかなり神経質になっていました。それでも、私の死にもの狂いになって勉強をする姿に最後には納得するしかなかったようです。

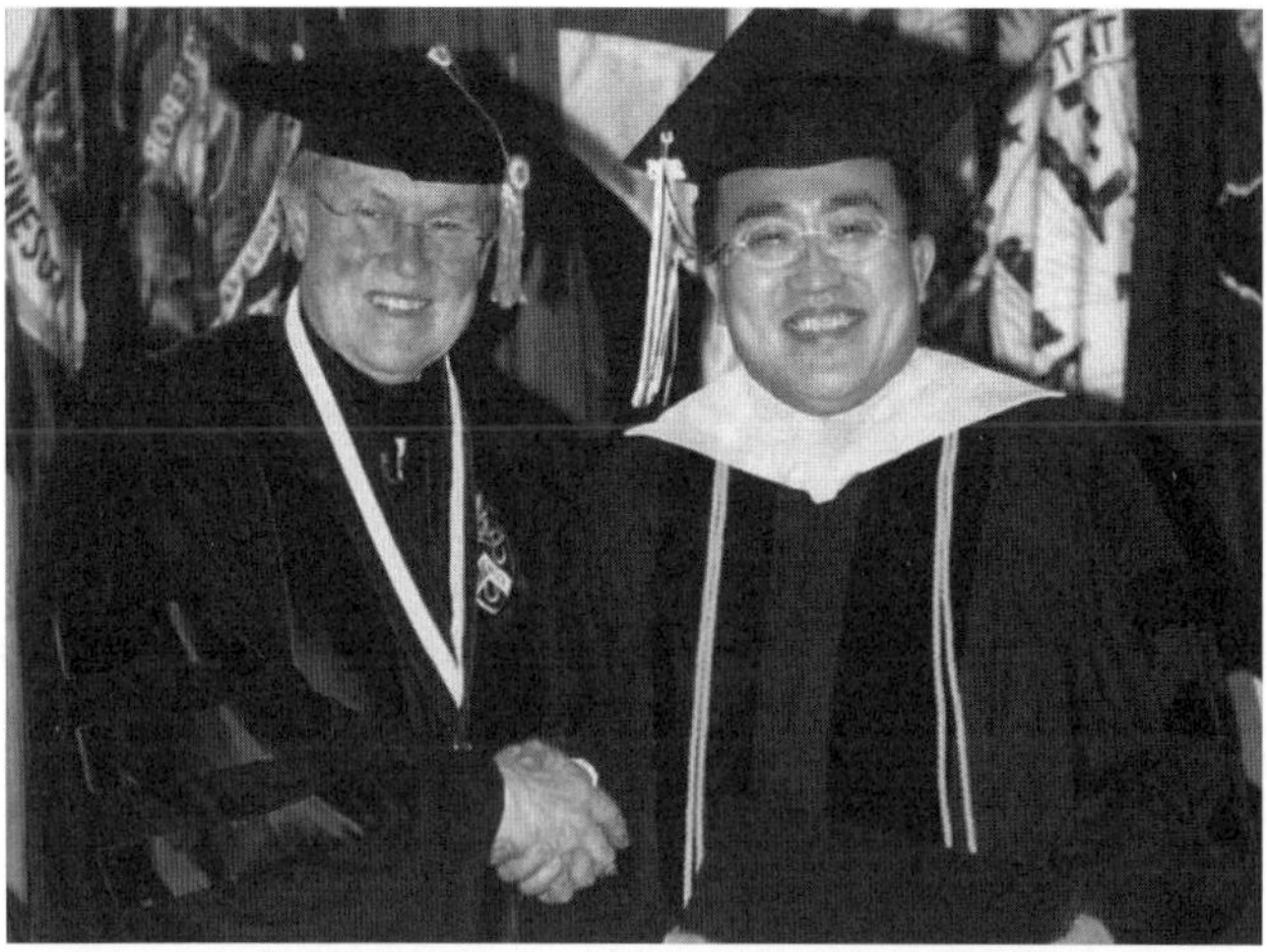

パーマー・カイロプラクティック大学では学長賞も授与された

「あなたは世界一貧乏な医者かもしれないけれど、情熱だけは世界一ね」

妻は愚痴《ぐち》をこぼす代わりに、そういって私を励《はげ》ましてくれました。

それだけお金と時間とありったけの努力を傾注したのですから、学業では優秀な成績を修めることができました。

アメリカでは、成績を上位で卒業する者には、ラテン語で特別な言葉が記されます。それには三段階があって、最上位が「スマ・クム・ラデ」です。私はこの賞を取ることができました。

また、学業だけではなく、課外活動や社会活動に顕著《けんちょ》な功績があった人だけに贈られる「学長賞」も授与されました。

しかし、私のアメリカでの最高の財産は、なんといってもドクター・アレックスに出会えたことです。アレックスの中には、ドクター・ガンステッドその人が生きているのがわかります。そして、ドクター・ガンステッドの中にはD・D・パーマーが生きていました。この三代にわたる本流のエネルギーに直接ふれることができたのです。本物をめざすカイロプラクターとして、これほどの喜びはありません。

アレックスはよく私にいいました。

「タダシ、患者さんのためにいつでも自分の時間を犠牲にしなさい。患者さんが必要とするとき、いつもそこにいなさい。最高の勉強をして、患者さんを救いなさい。お金の心配はいらないよ。このことを守っていれば、お金はあとからついてくる」

アレックスは本当にピュアで、お金には無頓着《むとんちゃく》な人でした。

私がマウント・ホレブをめざしたのは、そこでアレックスからガンステッド・カイロプラクティックの手ほどきを受けるためでしたが、同時にもう一つ味わいたいことがありました。それは、そこの空気です。何しろ、そこでドクター・ガンステッドが実際にアジャストメントをしていたのですから。

アレックスが「ドクターのなかのドクター」といわれるほど、すぐれた技量の持ち主であることは間違いありません。彼がカイロプラクティックの第一人者であることは、誰もが認めていることでした。しかし、いくら彼がすごい人でも、師のガンステッドを超えることができたかというと、話は違うように思います。

アレックスは私にとって特別な人間ですが、ガンステッドはさらに特別な人間です。残念ながら、ガンステッドに到達できている人はまだ誰もいないでしょう。私はガンステッドのビデオを見るたびにそう思います。

ビデオの映像に残されたガンステッドのアジャストメントは「スーパーアート」そのもの。まるで「神技」です。それ以外、私には表現のしようがないのです。

彼の立った位置、患者さんにふれているときの手の角度、腰の曲げ方、そしてその視線。どれをとっても完璧で美しく、まねをしようと思っても、できるものではありません。

ガンステッドが銀行ビルの最上階で開業していたときのこと。朝の七時にはビルの外には患者さんたちの長い列ができて、彼の到着を待ちわびていたといいます。

間もなく、アメリカ中から彼の治療を求めて、たくさんの患者さんがマウント・ホレブにやって来るようになりました。しかし、当時のマウント・ホレブには小さな宿泊施設しかなく、はるばる訪れた人たちは地元の患者さんの家に宿泊したといいます。

ガンステッドのアジャストメントは、マウント・ホレブという、みすぼらしい小さな町の名を世界にとどろかせ、その歴史を変えてしまうほど大きなパワーを秘めていたのです。これから、こんなにすごいカイロプラクターが果たして出現するでしょうか。私はガンステッドのビデオを見るたびに、こみ上げてくる感動を抑えることができませんでした。

「なぜ、彼のアジャストメントはこんなに美しいのだろうか？」

「なぜ、彼のアジャストメントは多くの人を感動させるのだろうか？」

私はヒマさえあれば、こんなことを考えていました。

アレックスの場合もそうなのですが、一流の技術となると、もはや誰も教えることはできません。それは理屈ではないからです。それは鍛《きた》えに鍛えた究極の技であり、まるで異次元の世界を越えていかなければ得ることのできないテクニックなのかもしれません。

ところが、不思議なことがあるものです。あるとき、フッとわかったことがありました。それまでガンステッド・カイロプラクティックを通して学んできた世界が、スッキリと私の中に収まったのです。理屈ではなく、感覚で理解できたといってもよいでしょう。これを体得ともいうのかもしれません。

何かが上から降りてきた。そんな感じなのです。これはアリゾナ州セドナでの体験です。次章では、このとき私が悟ったガンステッド・カイロプラクティックの神髄をできるだけわかりやすく説明しましょう。これは人が健康で幸福に生きていくための最高のノウハウになると思います。

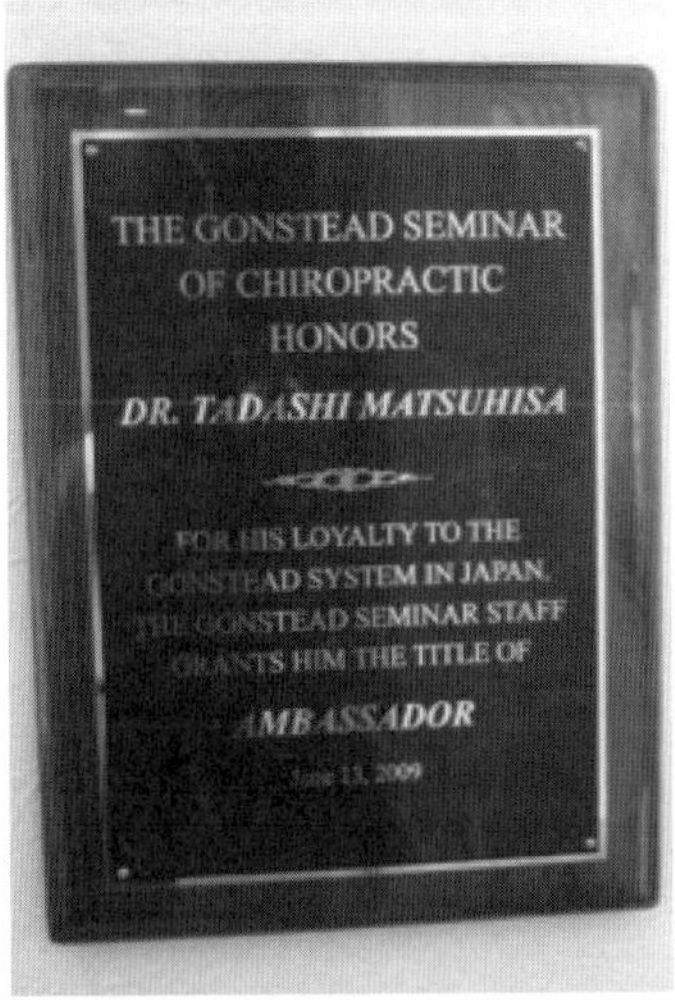
THE GONSTEAD SEMINAR
OF CHIROPRACTIC
HONORS
DR. TADASHI MATSUHISA
FOR HIS LOYALTY TO THE
GONSTEAD SYSTEM IN JAPAN,
THE GONSTEAD SEMINAR STAFF
GRANTS HIM THE TITLE OF
AMBASSADOR

世界で３人しか授与されていないガンステッド･カイロプラクティック・アンバサダーの証書

実際、その日から、私の運命もアジャストメントも大きく変わりました。本当の意味で患者さんたちに希望を取り戻すお手伝いができるようになったのです。

のちに私は「ガンステッド・カイロプラクティック・アンバ

サダー」という最高位の称号を授与されますが、このときの体験がなかったら、決して得られなかったでしょう。

第2章

病気の原因は「神経のつまり」にあった

斜頸の痛みがその場で取れて傾きも三日で治った

パーマー・カイロプラクティック大学があるアイオワ州ダベンポートは、シカゴのずっと西、アメリカ中西部に位置します。最初に暮らしたカリフォルニアが、白人を見つけるのがむずかしいくらいの、さまざまな人種が入り乱れた異民族社会であるのに対して、ダベンポートは典型的な白人社会です。カリフォルニアで二年暮らしてからダベンポートへ引っ越すと、「ここが同じアメリカなのか」と思うくらいのカルチャーショックがありました。

一年中温暖なカリフォルニアに比べると、寒暖の差も激しく、夏がものすごく暑くて、冬は零下二〇℃にも下がります。カリフォルニアとアイオワでは何から何まで対照的でした。

そして、パーマー・カイロプラクティック大学を卒業後、三回めに移ったところが、太陽の光とサボテンのいっぱいあるアリゾナ州フェニックスでした。ここは、夏は気温が四〇℃を超えるのがあたりまえで、五〇℃近くになることもめずらしくありません。かといって、日本のような蒸《む》し暑さはいっさいなく、過ごしやすいのです。汗か

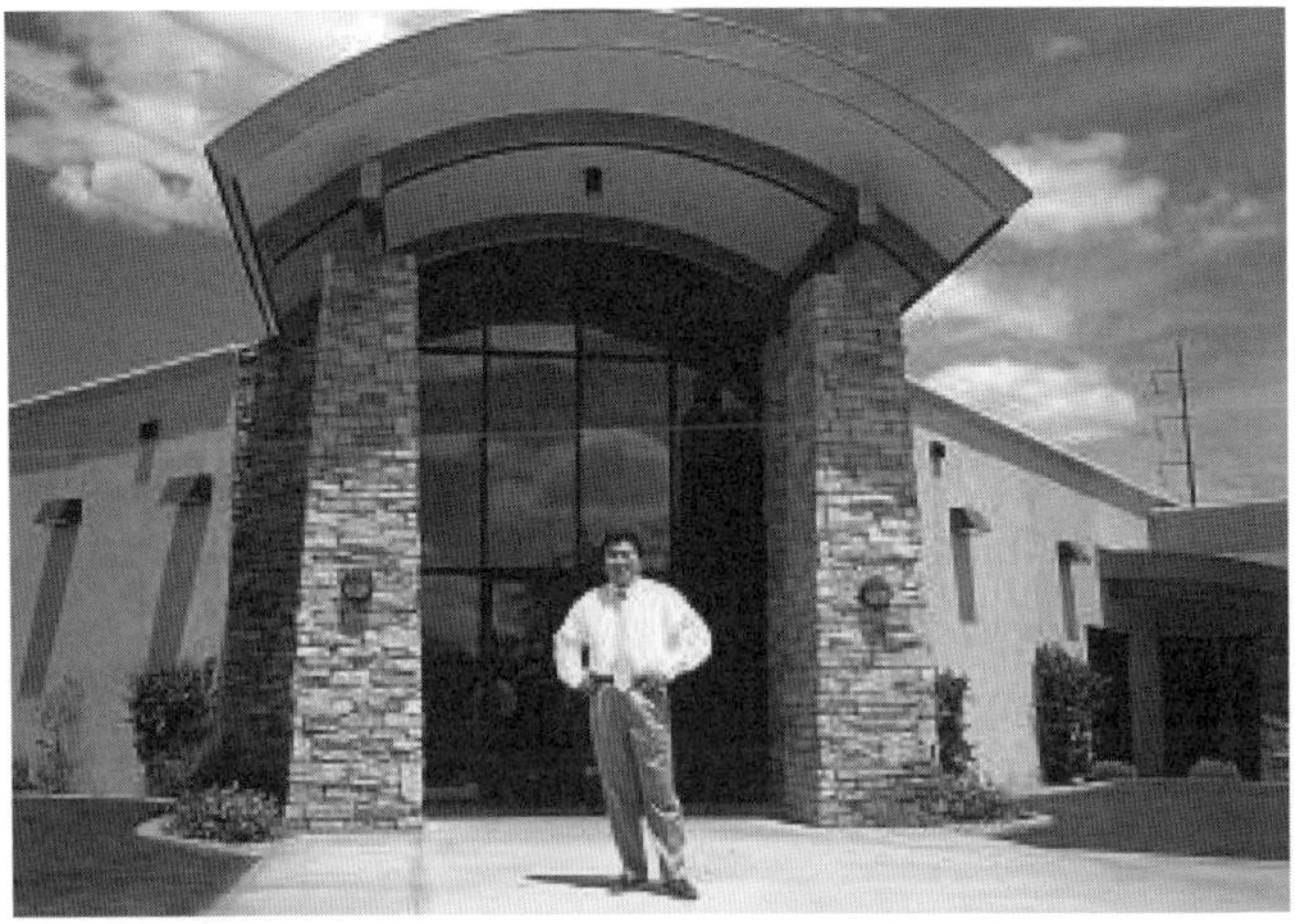

フェニックスにあるドクター・ララのクリニックにて

きの私でさえ、汗をかくことがほとんどありませんでした。冬もポカポカと暖かくて、ゴルフ場がたくさんある、お金持ちに人気の典型的なリゾート地です。私はこの土地柄がすっかり気に入って、ついには永住するつもりで家まで購入しました。

このフェニックスに移ってきたのは、ドクター・ホゼ・ララが院長を務めるガンステッド・カイロプラクティック（クラレンス・セルマー・ガンステッドが完成させたカイロプラクティック・システム）のクリニックで働くためでした。ララは全米で三本の指に入るほどの屈指のガンステッド・ドクターです。

私がララにひかれたのは、なんといっても彼の全身から発せられる神々しいまでのオーラでした。エルサルバドル出身で、敬虔《けいけん》なクリスチャンである彼のクリニックでは、朝はいつも神への祈りから始まります。彼が瞑想《めいそう》している姿は、まさに彫刻のように端正で、威厳に満ちていました。

また、ララは患者さんには慈愛に満ちてやさしいのですが、自分やスタッフにはときには恐ろしいまでに厳格でした。患者さんを診《み》るときの精神集中はものすごく、いったん診察が始まると、誰も彼に声をかけることはできません。まわりのスタッフは彼が質問を許したときにしか、ものをたずねることができませんでした。

私はガンステッド・ドクターのあり方をこのドクター・ララから学びたいと思いました。そのため、自分で開業する前に、ぜひともララのところで働きたかったのです。

もちろん、ララのアジャストメント（調整）のテクニックは秀逸《しゅういつ》です。あまりにもすごすぎて、初めて彼のクリニックを訪れた人は信じられないかもしれません。

最初に私が彼のクリニックに入ったときにも、こんなことを目にしました。九歳の男の子が泣きながらお父様に連れられてやって来ました。六三ページの写真①を見てください。首がすっかり左に傾いて動きません。痛くて、首が動かないのです。これ

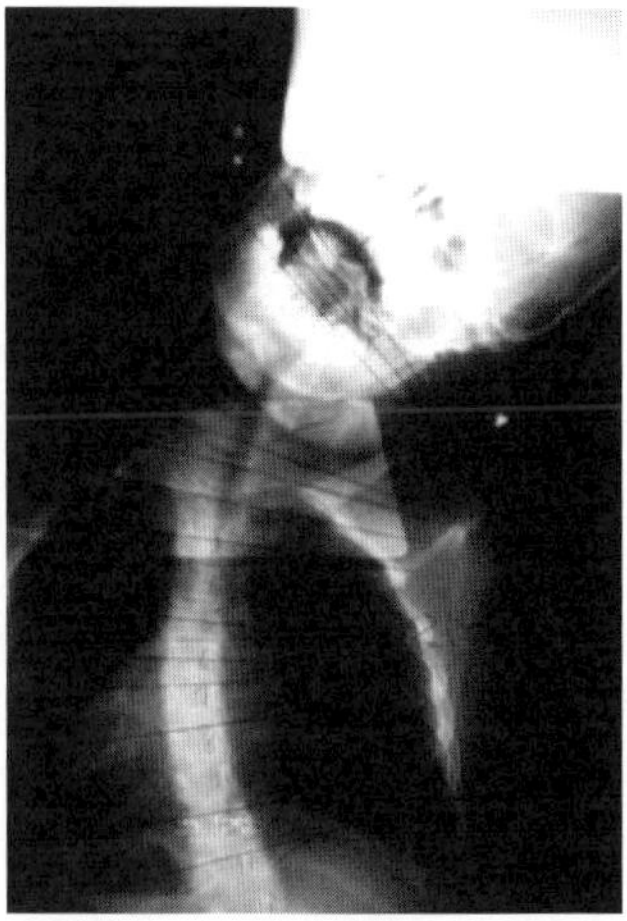

写真①　斜頸の男の子のＸ線写真

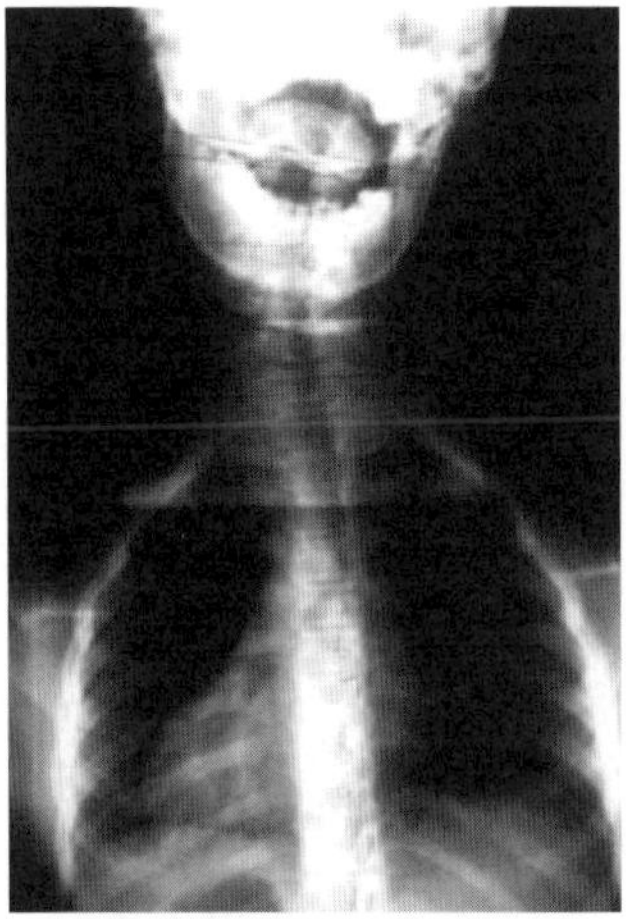

写真②　３日間のアジャストメントですっかり治った

は、斜頸《しゃけい》と呼ばれる症状です。

お父様の話によると、突然こうなってしまったそうです。一般の病院で診てもらったところ、治癒《ちゆ》までに二ヵ月以上はかかるといわれたので、ララのところへ来たのです。

斜頸は、関節がガッチリとロックされたために起こります。現代の整形外科では、いくら探しても原因は見つかりません。ですから、治す方法もないのです。せいぜい首を牽引《けんいん》（器具で引っぱること）して、あとは安静にしておくしか方法がありません。そのため、二ヵ月もかかるといわれたのですが、それでも治るという保証はどこにもないのです。

ところが、ララはたちまちこの男の子の神経のつまりを頸椎《けいつい》（背骨の首の部分）の七番（上から七番めの椎骨《ついこつ》）に見つけ出し、そこにアジャストメントをしました。

すると、さっきまで苦しそうにしていた男の子の口元がゆるみ、「痛みが取れたよ！」と大きな声をあげました。ゆっくりですが、首も動かせます。

ちょっと前に診察室に入って来るときに泣いていた男の子が、もう笑っていました。お父様はあっけにとられたような顔をしていました。ララのあまりの早技に、すぐには信じられなかったのです。けっきょく、三日間、連続してアジャストメントを行い、斜頸はすっかりよくなりました（六三ページの写真②）。

人はこれを「奇跡」というでしょう。しかし、ララの場合、こんなことが一日に何十回もあるのです。

前述したように、ララは全米で三本の指に入るガンステッド・ドクターです。第1章で紹介したドクター・アレックスもそうですが、こうしたスーパードクターのクリニックでは、こんなことが毎日のようにくり広げられています。

しかし、毎日たくさんの奇跡を見せられると、人はそれを「奇跡」とは呼ばなくなります。慣れてくると、患者さんもスーパードクターが治療するのだから、こうしたことはむしろ「あたりまえ」と考えるようになるのです。それほどアメリカのスーパードクターたちのテクニックはすごいのです。

ドクター・ララに受け入れられる

そもそも本物のガンステッド・カイロプラクティックを使えるドクターが、アメリカにもわずかしかいません。ガンステッド・ドクターと名乗っても、ほとんどがその亜流でしょう。また、たとえガンステッド・ドクターと名乗ることを許されたとしても、その頂点に立つスーパードクターと一介のドクターとの間には、雲泥《うんでい》の差があります。

手術の上手な医師のことをよく「ゴッドハンド」（神の手）などといってほめたたえます。しかし、本物のガンステッド・ドクターの実力をよく知っている人なら、外科医に対して決してそんなことはいわないでしょう。なぜなら、われらがスーパードクターたちはメスを使わずに、それこそ手だけで難病を治すのですから。

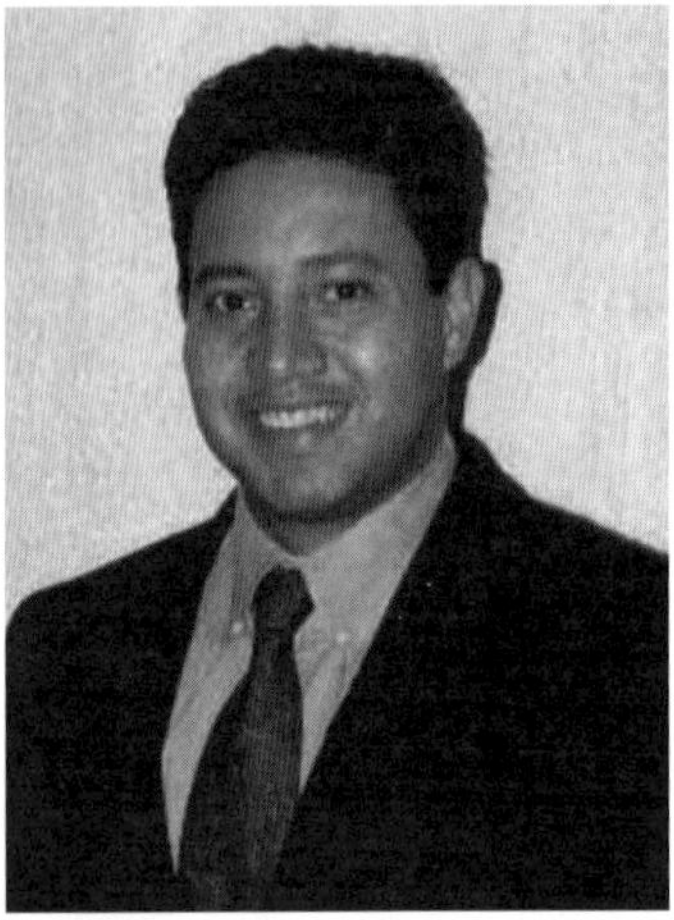

スーパドクターの一人であるドクター・ララ

とはいえ、自分に厳しいララは、人から賞賛されることも望みません。彼の頭の中にあるのは、患者さんに誠実であること。ただそれだけです。

私はこうした技術とともに厳しさもかね備《そな》えたララのもとで実力を磨きたいと思いました。しかし、ララのクリニックで働くのは、並大抵の精神力では不可能です。たとえ彼のクリニックに入れたとしても、すぐに自信を喪失《そうしつ》して半年も持たないといわれていました。だから、彼も新しいスタッフは雇いません。ほとんどが門前払いです。

そこへ私が新しいスタッフとして入れてほしいと申し込んだのですから、多くの人からどうなるのか、と注目されました。私はパーマー・カイロプラクティック大学を優秀な成績で卒業しましたが、もとよりそんなことで一目を置かれるような世界ではありません。ほとんどの知り合いは、「いくらタダシでも無理だろう」といっていました。

ところが、意外なことに彼は私を雇ってくれたのです。

ただし、条件が一つありました。

「本物のガンステッド・ドクターになること」

セミナーで熱心に学ぶ私の姿を何度も見て、こいつは「ものになる」と思ってくれたのかもしれません。

本物のガンステッド・ドクターになるには、本物のガンステッド・ドクターに認められてこそ、初めて意味を持つのです。しかし、私が本物になれるかどうか、そのときにはまだわかりませんでした。

セドナでの体験

ダベンポートにいたころ、私はよくガンステッド・カイロプラクティックの聖地ともいうべきマウント・ホレブによく通いました。ここにあるガンステッド・カイロプラクティック・クリニックに通ったおかげで、私はガンステッド・カイロプラクティックのレベルアップが可能になったのです。

一方、フェニックスに来てから私がよく通うようになったのは、スピリチュアルな聖地セドナでした。もともとネイティブアメリカン（アメリカ先住民）の聖地であるセドナには、「ヴォルテックス」と呼ばれる地球のエネルギーがわき出すスポットが多数あるといわれています。私がガンステッド・カイロプラクティックの神髄であるエナジーメディスン（エネルギー医学）に目覚めたのは、ここに通って、ヴォルテックスにふれたおかげではないかと、いまでは思っています。

フェニックスにある私の家からハイウェイに出て、そこを北へまっすぐ一時間ほど車を走らせると、砂漠の向こうに突然、赤い岩の群れが見えてきます。

「オー！」

それを見た瞬間、人はその光景から目を離せなくなります。見えるのは真っ青な空と、赤い巨大な岩山たちと、その間を縫うように生えているサボテンと緑の木々。そして、さらに車を走らせて、遠くにあった赤い大きな岩山が目前に迫ってくると、敏《びん》感《かん》な人はそこから立ちのぼってくるヴォルテックスのバイブレーションにふれて突然、歓喜の涙を流すかもしれません。それほどヴォルテックスには強いパワーがある

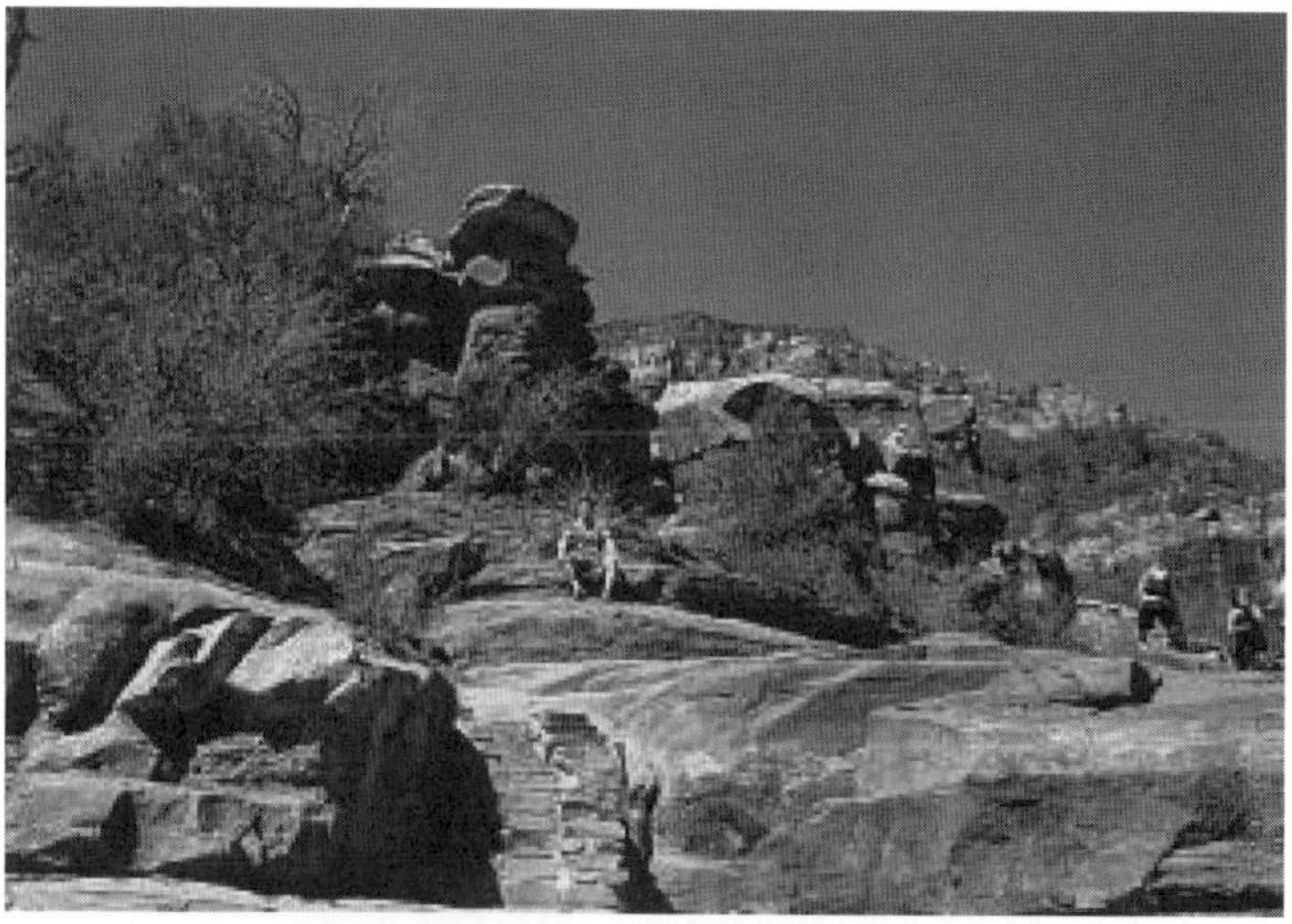

不思議な体験をした聖地セドナにて

といいます。

　残念ながら、私自身はそうしたエネルギーを直接感じることはありませんでしたが、セドナには心がひかれて、よく出かけました。セドナのパワーで目を開かせてもらいたかったのです。本物のガンステッド・ドクターになるために、私はどんな力でも利用しようと思っていました。

　だからといって、セドナへ行けばなんでも問題が解決するとは思いません。しかし、私の場合、セドナへ訪れるようになってからガンステッド・ドクターとしての実力が開化したのは間違いのない事実です。

セドナにあるヴォルテックスが吹き出す場所の一つに、カセドラル・ロックがあります。岩の形がゴシック建築の教会に見えることから名前をつけられたその巨大な岩山は、セドナでも最も壮麗で、また最もエネルギーの強いところだといわれています。私がセドナでいちばん好きなのが、この場所です。

小川のほとりの岩に腰かけて、宇宙を感じさせるような静けさと落ち着きの中で、荘厳に立ちつくしているカセドラル・ロックを見ていると、何か見えない世界とつながるような気さえします。これは誇張ではなく、素朴な感覚です。

そして、何度かめにカセドラル・ロックを訪れた朝のことです。不意に「それ」が私に降りてきたのです。

それが何なのか、ひとことではいい表せません。とにかく、心の中にあったモヤモヤしたものが、突然、消え去ったのです。

私はそれまで、「薬も手術も使わずに患者さんを治す医師になる」といいながらも、心の隅に「本当にそんなことが自分にできるのだろうか」という迷いの生じることがありました。それが、理屈抜きに「ガンステッド・カイロプラクティックの道をきわめることこそが、自分の使命なのだ」と納得することができたのです。

それは、頭での理解を超えた感覚のようなものでした。

「そうだ。そういうことなんだ」

私はそれまで抱いていた疑問が一瞬のうちに氷解したようなスッキリした気分を覚えました。

最も重要なのは「治ること」

西洋医学は、脳、神経、臓器、血管、皮膚、細胞など、体の組織の徹底的分析と、その研究から、物理的な体についての体系的な医療をつくりあげました。そのすばらしさは、否定しようのない事実です。

それに対して、東洋医学に代表される自然医学は、人間の体を単に物理的にとらえるのではなく、目に見える体と、もう一つの目に見えない体（エネルギーの場）がいっしょになったものと考えてきました。これがエナジーメディスンと呼ばれるものです。アジアに古くから伝わる鍼灸《しんきゅう》やヨーガなどは、こうした哲学を持った伝統的な医学の代表です。

また、漢方やヨーロッパのホメオパシー（二〇〇年近く前にドイツ人のサミュエル・ハーネマンが体系づけた「似たものが似たものを癒《いや》す」という原理に基づく同種療法）、さらにフラワーエッセンス（花のエネルギーを転写した水を利用して健康を得る代替療法《だいたいりょうほう》）なども、これに入るでしょう。

長い間、エナジーメディスンの考え方は軽んじられてきたのですが、西洋医学の限界が医師にも患者さんにもよくわかってくると、多くの人がその考え方に再び注目するようになってきました。

たとえば、ガンという病気では、その考え方が顕著《けんちょ》です。手術、抗ガン剤、放射線という三大療法が、患者さんの免疫力《めんえきりょく》（体内に病原体が侵入しても発病を抑える力）を低下させているという事実がわかってきて、医師は自信喪失に陥《おちい》っています。そのため、西洋医学を勉強した医師たちの側から、積極的に新しい観点からエナジーメディスンに取り組む人たちが出てきたのです。

現代医療の最大の弱点は、あまりにもエビデンス（科学的根拠）にとらわれすぎていることです。患者さんにしてみれば、自分の抱えている病気が治るのか治らないのか、それがいちばん大事なことのはずです。ところが、医師にとって重要なのは、あくまでもエビデンスなのです。

しかし、エビデンスにとらわれすぎた医療ほど、患者さんをないがしろにしているものはありません。そのために、西洋医学に見切りをつける患者さんがどんどんふえているのです。

こうした背景から、私が思い至ったのは、「ガンステッド・カイロプラクティックこそ、これから求められるエナジーメディスンの中核をなすものではないか」ということでした。

生命エネルギーの通り道をきれいにする

薬や手術で物理的に体を治そうとするのには、限界があります。なぜなら、人間の体は私たちが目で見ている以上に精妙なエネルギーの場の中にあるからです。

したがって、生命力というエネルギーが素直にいきいきと流れるような環境をつくることこそ、医学の本来の役割のはずです。その点を無視して、体を薬や手術で操作しても、本来の生命力はよみがえってきません。

小さな細胞の中にある遺伝子《いでんし》という微細な巻物には、私たちの体のすべての情報が記録されています。たった一個の細胞から、六〇兆個の細胞がつくられ、体という宇宙を完成して、その運行を間違いなく行っているのも、遺伝子にそうした情報の記録があるからです。

また、遺伝子には、体の設計図だけでなく、体が故障したときに修復をするアフターケアの仕組みまで記録されています。その仕組みこそ、私たちが自然治癒力《しぜんちゆりょく》（人間の体に本来備わっている病気を治す力）といっているものです。

いくら人間の知性がすぐれているといっても、こうした遺伝子情報の偉大さにはかないません。

では、この遺伝子という巻物を書いたのは誰なのでしょうか。

それは「ゴッド」（神）といってもよいし、「ユニバース」（宇宙）といってもよいでしょう。遺伝子解明の世界的権威である筑波大学名誉教授の村上和雄《むらかみかずお》先生は、それを「サムシング・グレート」（偉大なる何者か）といっています。私たちの生命力には偉大なウィズダム（知恵）があり、その深さは圧倒的です。人間の頭で考えた知恵など、たかがしれているのです。人間はそうしたウィズダムをもっと敬《うやま》い、自分の非力に気がつくべきです。

健康とは、そうした知恵のパワーが存分に発揮されている状態のことです。カイロプラクティックでは、そうした知恵のことを「イネイト・インテリジェンス」（先天性の体内エネルギー）といっています。

生命エネルギーは宇宙からも、また大地からも入ってきています。それは、植物を見るとわかりやすいでしょう。植物たちは天と地からエネルギーをもらって、枝を伸ばし、葉を開いて、花を咲かせているのです。

そうしたエネルギーは「ユニバーサル・インテリジェンス」（宇宙の叡智《えいち》）といってもよいでしょう。エナジーメディスンの立場から見ると、エネルギーの場である私たちの体はユニバーサル・インテリジェンスに包まれており、ユニバーサル・インテリジェンスそのものなのです。

私は、生命エネルギーはいったん、脳の松果体《しょうかたい》という部分に入ると考えています。

脳の中心部にある松果体は、長い間、その役割が謎とされてきましたが、最近になって、光の影響を受けて人間の体内時計と関係するメラトニンというホルモンを分泌《ぶんぴつ》していることがわかってきました。

この松果体に入った生命エネルギーが背骨の中を通って、治癒力として体の下のほうに降りていくのではないか、と私は考えています。これまで説明してきた「神経のつまりを取る」とは、そうした生命エネルギーの通り道をきれいにすることであり、その結果として遺伝子の発現（遺伝子の情報が形となって現れること）もよい方向に向かうのです。

ガンステッド・カイロプラクティックに関する二つの誤解

現在、私は自分が行っている手技療法のことを「カイロプラクティック」とは呼びたくありません。あくまでも私が行っているのは「ガンステッド・カイロプラクティック」です。

なぜ、そう呼ぶようにしているのでしょうか。日本では、ほとんどの人がカイロプラクティックについての知識が誤解から成り立っているからです。

本場のアメリカでさえ、D・D・パーマーのいっていることがわからなくなっている時代です。もともとカイロプラクティックの土壌がない日本では、まったくといってよいほど、その真意が理解されていません。理解されていないどころか、付け焼き刃の知識でカイロプラクターと名乗っている人が多数いるため、カイロプラクティックが誤解される一方なのです。

日本では、いくらカイロプラクティックといったところで、むなしい限りです。医師がカイロプラクティックの効果を疑うのも無理からぬことです。

ですから、私がこれから日本に打ち立てなければならないのは、本物のカイロプラクティック、つまり、ガンステッド・カイロプラクティックなのです。

そこで、ガンステッド・カイロプラクティックについて知っていただくために、これまで最も誤解されてきた二つの点について説明をしておきましょう。二〇一〇年の二月、医師一五〇人を対象に三重県で行われた私の特別講演でも、同様な質問を受けたばかりです。私としては、この二つの誤解を解いておかなければ、先へは進めないのです。

骨のゆがみやずれを直す必要はない

まず、誤解の第一です。

カイロプラクティックにおける治療とは、「背骨のサブラクセーションをアジャストメントすること」にあります。サブラクセーションとは、整形外科では「亜脱臼《あだっきゅう》」を意味しますが、カイロプラクティックでは「神経の流れに狂いを生じさせる異常な状態」をさします。アジャストメントは「調整する」という意味です。したがって、「神経の流れを乱す背骨の異常な状態を調整する」ことがカイロプラクティックの本来の目的になります。

ところが、日本ではサブラクセーションという言葉の意味が、なぜか「ゆがみ」とか「ずれ」などと解釈されてしまいました。そのために、「背骨のゆがみやずれを直すのがカイロプラクティックだ」と誤解されているのです。

カイロプラクティックでは、背骨のゆがみやずれを直す必要はありません。たとえ背骨がゆがんでいても、またずれていても、そこを通る神経の流れがスムーズであれば、生命力がじゅうぶんに発揮され、体を最高な状態に保つことができるため、構造的には問題がないと見ます。

私がカイロプラクティックの治療を行うときには、X《エックス》線写真による補助診断をします。ただし、これは、背骨のゆがみやずれを探しているのではありません。神経を包む骨の状態を把握《はあく》しているのです。

一方、整形外科医がX線写真を見て、異常がないと診断した場合、そこには老化による変化、外傷、変形などがないという意味になります。これらを「器質的な変化」といいます。

私たちガンステッド・ドクターが問題にしているのは、こうした器質的な変化でもありません。整形外科の診断で器質的な変化が見つからないのに、腰痛など、さまざまな症状を訴えている人はおおぜいいます。このような場合、整形外科医は打つ手がなくなりますが、ガンステッド・ドクターは器質的な変化ではなく、サブラクセーションを問題にしているので、適切な治療ができるのです。

たとえば、脊柱側弯症《せきちゅうそくわんしょう》という背骨が異常に弯曲《わんきょく》する病気があります。これはX線写真で見ると、背骨が左右どちらかに異常に傾いていたり、あるいはS字状に曲がっているので、ハッキリとわかります。脊柱側弯症では、多くの人はこの背骨の弯曲（器

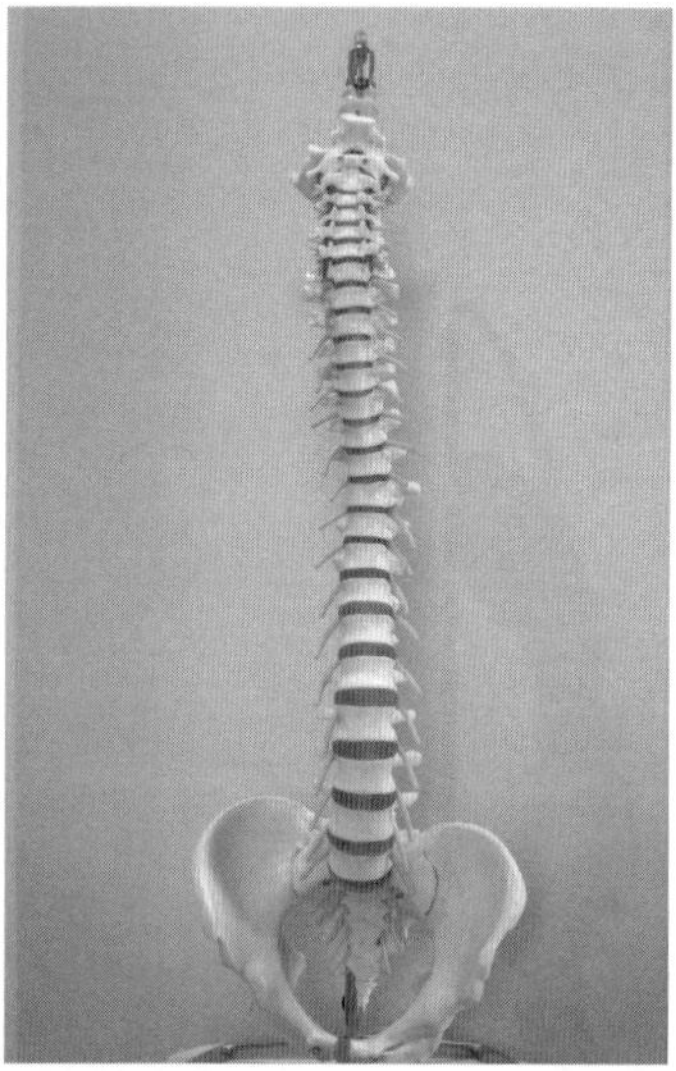

背骨が弯曲していても神経が適応していれば問題はない

質的な変化）を問題にしますが、実は弯曲があっても神経が適応していれば、それはそれで問題がないのです。

　ここでいう「適応」とは、弯曲があっても骨盤《こつばん》の中心に頭の中心が乗って、頭と骨盤の中心が垂直になっている状態のことです。こうした状態では、神経の流れが体に適応しています。

　ところが、適応しない状態で背骨が弯曲していると、さまざまな不快症状が出てくるので、神経の流れを調整する必要が出てきます。そして、アジャストメントの結果、神経の流れが正されると、不快症状が取れるだけでなく、結果的に弯曲の状態（器質的な変化）まで改善することがあります。

　しかし、何度もいうようにガンステッド・カイロプラクティックでは、基本的に器質的な変化を戻すことを目的にはしていません。

実際、背骨が曲がっていても、なんの症状もなく、元気で楽しく生活しているお年寄りはたくさんいます。そうした人の背骨を伸ばすことに、いったいどのような意味があるのでしょうか。

アジャストメントは脳の再教育

もし、カイロプラクティックと称して背骨のゆがみやずれを強制的に手技で直すようなことがあったら、それはとても危険なこといわざるを得ません。

よく骨にボキッと音を立てる手技を施《ほどこ》して、治療をしたつもりになっているカイロプラクターがいますが、これも誤解です。このときに聞こえるのは、骨のゆがみやずれなどが矯正《きょうせい》されたときに生じる音ではありません。単に背骨の椎間関節《ついかんかんせつ》という部位がひねられたときに、こすれて音が生じているだけなのです。しかも、この音は神経の流れにとって害になる骨の動きによって生じています。したがって、このときに生じる音は、本質的には体によくないもので、短時間の快楽を与えるにすぎません。

私がアジャストメントを行うときにも、しばしば音がすることはあります。このときに聞こえるのは、背骨の後部にある突起（棘突起《きょくとつき》という）を押したときに、椎間板《ついかんばん》（背骨を構成する椎骨《ついこつ》と椎骨の間にある、クッションの役割を果たす軟骨）がはじける音です。

　棘突起を皮膚の上から絶妙な強さとバランスで押すと、その圧は突起の前方にある椎間板に伝わり、ほんの一瞬、椎骨が体の前側（胸側）へ移動して、椎骨と椎骨との間にある神経の通り道が広がります。そのときに生じる音なのです。

　つまり、神経の流れのつまりが一時的に解消し、神経がスムーズに流れるようになるのです。この神経の流れがスムーズな状態こそが、体にとっては本来必要な状態であるため、脳にその状態を学習させれば、あとは脳が自然にその方向に体を調整していき、神経の流れがスムーズになっていきます。アジャストメントとは、いわば脳の再教育なのです。

　もちろん、こうした一回のアジャストメントで体の不調が解消することもありますが、たいていは神経の流れがスムーズでない状態が長ければ長いほど、再教育を何回もしなければならなくなります。

　一回のアジャストメントでよくなる場合もありますが、よい状態が続く時間は短く、再び元に戻ってしまいます。これを何回かくり返しているうちに、よい状態が続く時間がどんどん長くなり、最終的によい状態がそのまま続くようになります。そして、その結果、症状が改善するのです。変化の速さは人によってさまざまです。

ガンステッド・カイロプラクティックは病気を選ばない

二十世紀の初頭、世界中で深刻なインフルエンザが流行し、多くの人々が命を落としました。一説では一億人以上の人が亡くなったといいます。アメリカ全土でもたいへん多くの人たちが死亡しましたが、当時、医師たちはインフルエンザの猛威《もうい》の前に混乱し、まったくの自信喪失状態になっていました。

このとき、インフルエンザに敢然と立ち向かっていったのが、ガンステッド・カイロプラクティックの創始者であるクラレンス・セルマー・ガンステッドでした。彼は自分のクリニックがあるマウント・ホレブの人々にパーマー父子から教えられたエナジーメディスンの哲学を説き、どんな病気であろうとも、すべての患者を診《み》ることを誓ったのです。

インフルエンザでベッドから出ることができない人に対しては、ガンステッド自《みずか》らが出かけて行き、治療を行いました。重症の患者さんには一晩中ベッドの側でつき添うこともありました。高熱の患者さんにアジャストメントを行い、容態を見守りながら再度のアジャストメントを行ったといいます。

実は、このガンステッドの献身的な行為が彼を有名にし、今日のクリニックの基礎を築いたのです。

現在の医師たちはガンステッドの行為を非科学的と非難することでしょう。しかし、当時、インフルエンザに何もできなかった医師に対して、ガンステッドは間違いなく治療をしたのです。

今日、アメリカでは、カイロプラクターは高度な医学教育の影響で、逆にカイロプラクターとしての誇りを失いつつあります。これは悲しいことです。誤解もはなはだしいのですが、カイロプラクティックの適応症が、腰部、背部、頸部《けいぶ》、肩腕部《けんわんぶ》、股関《こかん》節《せつ》、ひざなどの筋骨格系《きんこつかくけい》を中心とする疾病《しっぺい》などに限られると考えられているのです。

これが、カイロプラクティックに対する第二の誤解です。

そもそもD・D・パーマーは、前述したように難聴《なんちょう》を治したことから、カイロプラクティックを創始しました。そのD・D・パーマーの伝統を正当に受け継ぐガンステッド・カイロプラクティックは、エナジーメディスンの代表的な療法であり、筋骨格系の疾病に限らず、さまざまな病気・症状に効果があるのです。

神経のつまりが取れたとたんに妊娠した妻

カイロプラクティックに関する二つの誤解を解いたところで、話を元に戻しましょう。

セドナでの気づきがあってから、私のアジャストメントの技術は一気にレベルアップしたように思います。とにかくアジャストメントをすると、患者さんがどんどんよくなっていくので、治療をするのが楽しくてしょうがありませんでした。

神経のつまりを取ると、体のあちらこちらの痛みがきれいに消えます。医師から手術をするしかないといわれた病気でも、手術をすることなく治癒《ちゆ》します。高血圧、脂質異常症《ししついじょうしょう》（高脂血症《こうしけつしょう》＝血中の脂質が異常に多くなる病気）、糖尿病といった生活習慣病の数値も正常化します。めまいや耳鳴りがその場で止まったこともあります。

しかも、治療をすると病気や症状がよくなるだけではありません。心まで明るくなって、やる気が出てくるのです。アメリカには、日本と同じようにうつ病を訴える人がたくさんいますが、こうした心の病気にも神経の流れをよくすることが抜群によく効くことがわかりました。

あるとき、顔の左側だけが垂れ下がってしまった患者さんがやって来ました（八七ページの写真③）。右側は普通なのですが、左側はまぶたが動かず目が閉じられません。口角《こうかく》（くちびるの両端）も垂れて、そこからヨダレが流れていました。原因不明の顔面神経マヒ（ベルマヒ）です。この患者さんにアジャストメントをすると、数回の来院後には普通の顔に戻っていました（八七ページの写真④）。このときには、自分でもさすがに驚きました。

あまりにもいろいろな病気や症状によく効くので、自分の妻にもアジャストメントをしてみたことがあります。実は、私たちは結婚してから一〇年ほどたっていましたが、子供が生まれていなかったので、ガンステッド・カイロプラクティックを試したのです。すると、三ヵ月後に妻は妊娠しました。

神経のつまりが取れれば、ホルモンのバランスがよくなるので、妊娠の準備が整い

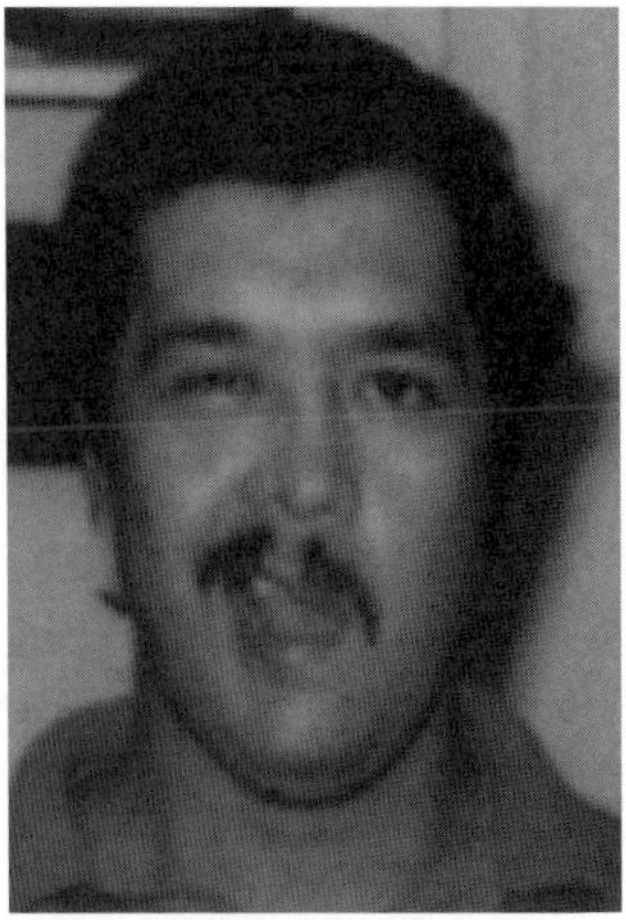

写真③　顔面神経マヒで顔の左側だけが垂れ下がった男性

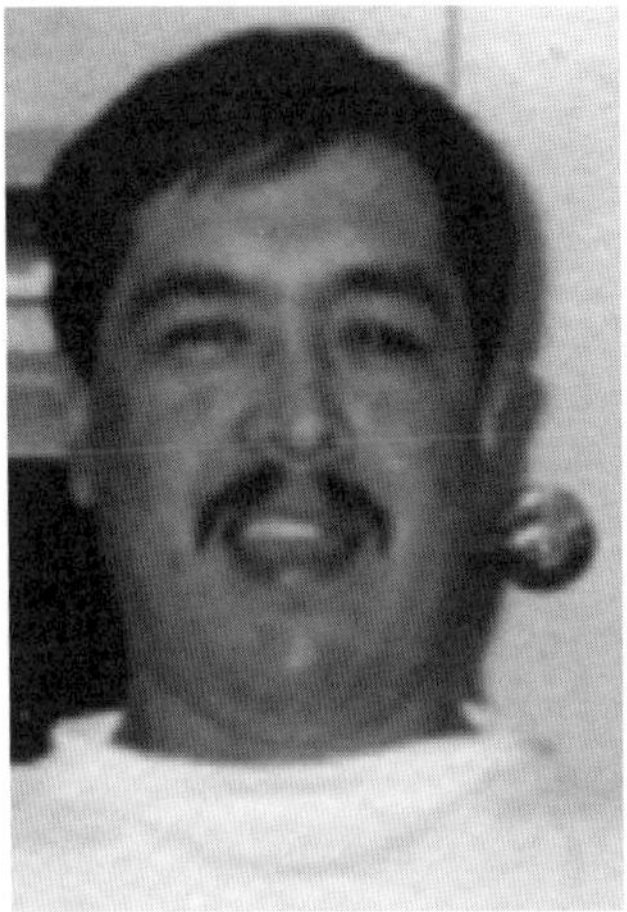

写真④　数回の治療で元に戻った

ます。そのため妊娠したのでしょう。

　子供は、二〇〇六年四月十二日にフェニックスで誕生しました。生まれるときもきわめて順調で、破水《はすい》してから二時間後に助産婦さんの家で産声《うぶごえ》をあげました。

　出産したあと、日本では二週間も入院するようですが、妻の場合は初産《ういざん》にもかかわらず、数時間後には帰宅し、出産してから六時間後には料理を作って、外出もしていました。神経の流れがきれいであれば、出産後もすべて順調にいくのです。

　ちなみに、生まれて四時間後には、わが子にもアジャストメントを行いました。「はじめに」でふれたように、現在四歳になる息子は生まれてから一度も予防接種を受けたことがありません。また、これからも受けさせるつもりはありません。さらに、小児科を受診したこともありません。これは、わが家の育児法となっています。強く元気な子供に育てたいなら、薬や注射は必要ありません。大切なのは、神経の流れをいつもきれいにしておくことです。

自分の体は自分で守るべき

整形外科医として一〇年、さらにその後、ガンステッド・カイロプラクティックを学んでからの一〇年が、あっという間に経過したように思います。自分のこれまでの人生を振り返って、つくづく幸運だったと思うのは、現代医学の殻《から》の中に閉じこもらず、そこから飛び出して、自由な目で本当に役に立つ医療に取り組むことができたことです。

そして、最終的に私が得た結論は、「背骨の中を通る神経の流れ、すなわち、生命の根源の力を妨害しているものを取り去れば、人は健康になるだけでなく、毎日ワクワクと楽しく生きていくことができる」というきわめて単純なことでした。

しかも、ガンステッド・カイロプラクティックをきわめていくうちに、その原理をヒントとして、誰もが健康で元気になるための秘訣《ひけつ》を伝えることができるようになりました。いまでは、私は自分の使命がハッキリと見えています。それは、「自分の体は自分で守る」という、このきわめてあたりまえの真理をみなさんにお伝えすることです。

現代医学の最大の短所は、患者さんに医師への依存心を植えつけたことです。医療機関に行かなければ、健康は守れないと多くの人々に信じ込ませてしまったのです。

それは幻想です。いまでもみなさんは、自分の健康を自分の力で守っているのです。医療機関にかかろうとかかるまいと、みなさんを治せるのはみなさんの自己治癒力です。違いがあるとすれば、その自己治癒力が弱いか強いかだけです。

残念なことに、すべてとはいいませんが、ほとんどの場合、現代医学の治療はその自己治癒力を弱めるほうに働いています。恐怖、不安など、自己を否定的に追い込む現代医療にたよるのは、もうやめるべきです。

自然界の生物がすべてそうしているように、人間も自分の生命は自分で守りましょう。もともとその力を持っているのですから。

偉大なことはすべてシンプルです。次章で紹介する実に簡単なテクニックで、人は驚くほど健康になれるし、幸福になれるのです。あまり簡単なので、ビックリされるかもしれません。しかし、何度もいうように、簡単なもの、単純な事実こそ、本物なのです。私は二〇年以上かけて、そのことを証明してきました。

第3章

首の後ろを押して病気を治すピンポイント療法

健康を手に入れることほど簡単なことはない

すべての病気、すべての不快症状の根本的な原因は、自然治癒力《しぜんちゆりょく》（人間の体に本来備《そな》わっている病気を治す力）の低下にあります。健康になりたいのなら、まずこの事実から出発しなければ、健康を手に入れることはできません。

たとえば、いくらガン病巣《びょうそう》を手術で取り除いても、抗ガン剤でたたいても、放射線で焼き殺しても、その副作用で自然治癒力が低下すれば、残されたわずかなガン細胞は再び勢力を取り戻します。これは、どのような病気でも同じことです。

つまり、自然治癒力を高めることを目的としていない現代の医療では、本当の健康を得ることはきわめてむずかしいのです。私は整形外科医の道を一〇年歩み、このことをいやというほど教えられました。

これに対して、東西に古くから伝わる自然療法は、その形は異なるかもしれませんが、すべて自然治癒力の根源となる生命力そのものを高めるテクニックです。

しかも、そのテクニックは効果がすぐれているだけではありません。高額な費用がかかる現代医療と比較すると、お金もほとんどかからないのです。

自然治癒力や、その源《みなもと》となる生命力は、もともと私たちの体に備わっており、また足りなくなればいくらでも補給ができるからです。これなら、お金はいっさいかかりません。

そして、もう一つ、ぜひとも知っていただきたいのは、自然治癒力を高めることは誰でも簡単にできるということです。

多くの人は、お金のかかること、むずかしいことをしなければ、健康は手に入らないと思い込んでいるようです。

事実は、その逆です。お金のかかる治療法を受けても、高度な科学技術で造られた器械や薬を使っても、健康は手に入りません。

確かに、私が身につけたガンステッド・カイロプラクティック（クラレンス・セルマー・ガンステッドが完成させたカイロプラクティック・システム）の技術は、非常に高度です。誰でも習得できるというものでもありません。しかし、いくらガンステッド・カイロプラクティックがすぐれているといっても、それが自然治癒力そのものになることはありません。ガンステッド・カイロプラクティックといえども、自然治癒力を高める手伝いをするだけなのです。これは、ほかの自然療法でも同じことです。

第2章で説明したように、私たちの体が持つイネイト・インテリジェンス（先天性の体内エネルギー）は、人間のどのような知識よりもすぐれています。そのイネイト・インテリジェンスが私たちに授《さず》けた自然治癒力の技術こそ最高であると、ガンステッド・カイロプラクティックでは認めているのです。

自然治癒力を引き出すことは、実は誰でも簡単にできます。もし、それができなければ、地球に暮らすすべての人々はすでに一人残らず病気になっているでしょう。

世の中には、病気の人もたくさんいますが、病気とはまったく縁のない、きわめて健康な人々もたくさんいます。そうした人たちは、どうして健康なのでしょうか。

何もしなくても健康な人々がたくさんいるということは、無意識のうちに自然治癒力を引き出すテクニック、要するに神経のつまりを取って、その流れをきれいにするテクニックを実行している人々が世の中にはおおぜいいるということなのです。

間違った生活習慣と心のあり方が神経の流れをつまらせる

ここで、健康な人たちの特徴をあげてみましょう。

・過食や偏食のない、バランスのとれた食事をしている
・適度な運動をしている
・適量の飲酒と禁煙を守っている
・適度な睡眠をとっている
・楽観的でストレスの少ない生活をしている
・よい姿勢をしている
・生きがいを持って暮らしている

これらは、養生《ようじょう》の方法として古くから多くの人々に実行されてきたものばかりです。また、百歳長寿者の生活習慣を調べると、共通するのがこれらの項目です。これらのことを守っている人はたいてい健康で、若々しく、毎日を楽しんでいます。

なぜ、これらの生活習慣を実行すると健康になるのでしょうか。それは、神経のつまりを防いで、その流れがよくなるために、生命エネルギーが高まるからです。

逆に、病気や不快症状で悩んでいる人たちは、たいていこれらとは逆の生活をしています。当然でしょう。姿勢が悪かったり、運動不足であったりすると、神経の流れはつまってきます。食事が偏《かたよ》っていたり、タバコを吸っていたりすると、悪いもの

を体にため込んで内臓の働きを低下させ、結果的に神経の流れを悪くして、つまらせていきます。

また、ストレスがたくさんあったり、物事を悲観的に考えたり、あるいはなんでも否定的に考えたりすることも神経のつまりの原因となります。不安、怒り、ねたみなどの否定的な思いは、神経の流れを悪くさせるのです。逆に、喜びやワクワクする気持ちは神経の流れをよくします。

神経の流れをよくしたいなら、心のあり方や生活習慣の改善から始めてみてはいかがでしょうか。少し時間はかかるかもしれませんが、これらを実行していると、必ず神経の流れがきれいになって、毎日がいきいきとしてきます。

魔法の杖は「首」に隠されている

実は、神経のつまりを取るのに、もっと簡単にできて、もっと即効性のある奥の手もあります。一分間ほど首の後ろをごく軽く押すだけで、神経の流れがよくなり、そのつまりも取れるのです。信じられないかもしれませんが、そんな「魔法」のようなテクニックが実際にあります。

このテクニックは、私が行う治療のように、全身すべての神経の流れを正すものではありませんが、体で最も重要な首の神経の流れをよくすることができます。

この方法は、どのような不快症状にも応用でき、どんな病気にも使えます。たとえば、肩こりや腰痛、ひざ痛といった各部の痛みにもよく効きます。また、高血圧、糖尿病、心臓病などの生活習慣病にも効果的です。さらに、ガン、関節リウマチ、アトピー性皮膚炎、ぜんそく、パーキンソン病といった難病にも効果があります。原因不明の病気からうつ病などの心の病気にも用いることができます。

加えて、この魔法のテクニックを実行していると、心まで前向きになります。

私は、「神経の流れをよくすることが、どれだけあなたの人生をすばらしいものに変えていくか」ということを具体的に知っていただくために本書を上梓《じょうし》しました。ぜひ、この魔法のテクニックを試してださい。

この方法は、カイロプラクティックの創始者であるD・D・パーマーの息子、B・J・パーマーによって考案された「上部頸椎《じょうぶけいつい》テクニック」、または「ホールインワンテクニック」と呼ばれる究極のテクニックを応用し、ガンステッドの理論を重ね合わせたものです。

ホールインワンとは、ゴルフで最初の一打でグリーン上の穴（ホール）にボールを入れることを意味します。パーマー・カイロプラクティック大学の第二代学長であるB・J・パーマーは、一九四〇年代から五〇年代にかけて、第一頸椎（背骨の首の部分のいちばん上にある椎骨《ついこつ》）に着目し、「この一ヵ所のみをアジャストメント（調整）するだけで、全身の神経のつまりを取ることができる」と教えました。そのため、ホールインワンテクニックと呼ばれるのです。

私はガンステッド・ドクターの立場から、このB・J・パーマーの考え方にすべて賛同しているわけではありませんが、その重要性は認めないわけにはいきません。実際、第一頸椎をアジャストメントすることは、ときには奇跡的とも思われるような効果を生み出すからです。

ただ一つ気になるのは、もともとB・J・パーマーの上部頸椎テクニックは高度な技術が要求されるので、生半可な知識や経験で行えるものではないことです。やり方によっては、これは非常に危険なテクニックともなるでしょう。

首はもともと人間の弱点であるため、ちょっとでもアジャストメントの方法を間違うと、とんでもない結果を引き起こす可能性があります。そのため、ホールインワンテクニックはプロのなかのプロの技として伝えられているもので、素人《しろうと》がまねてはいけない、禁断のテクニックとされてきました。

もちろん、プロを自認する人たちでも、危険なテクニックであることに変わりありません。いまだに頸部にアプローチするテクニックによって、体に障害を起こす人があとを絶ちません。

このような理由で、B・J・パーマーのホールインワンテクニックは一般の人にはあまり知られてきませんでした。しかし、これはとてももったいないことだと思います。そこで私は、このホールインワンテクニックとガンステッドテクニックの両方の理論から生まれた、一般の人にでもできる、まったく安全な方法を紹介することにしましょう。それが、私が考案した魔法のテクニック「ピンポイント療法」です。

頸椎の構造と仕組み

ピンポイント療法の具体的なやり方を紹介する前に、まず、頸椎の仕組みから説明しましょう。

背骨（脊椎《せきつい》）は二四個の椎骨が積み上げられた、可動式の体の柱です。その柱の首の部分の、七個の椎骨を頸椎といいます。頸椎は上から順番に第一頸椎（頸椎の一番）、第二頸椎（頸椎の二番）と並び、いちばん下が第七頸椎（頸椎の七番）になります。この頸椎の数は哺乳類《ほにゆうるい》にほぼ共通していて、クジラでもキリンでも七個です。

人間の第一頸椎が背骨のなかでとりわけ重要な部位であることは、その形を見てもわかります。第二以降の頸椎は、前方（腹側）の円柱形の「椎体《ついたい》」と、その後方（背中側）のアーチ状の「椎弓《ついきゆう》」から構成されていて、椎体と椎弓との間には「脊柱管《せきちゆうかん》」という隙間《すきま》があり、そこに脊髄《せきずい》（脳髄《のうずい》とともに中枢《ちゆうすう》神経を構成している器官）が通っています。また、上下の椎体同士が接するところには、椎間板《ついかんばん》という軟骨がはさまっていて、クッションの役割をしています。

これが頸椎の典型的な形なのですが、第一頸椎だけは、きわだって違う形をしているのです。

第一頸椎はドーナツのような円形（リング状）をしていて、「環椎《かんつい》」という名前までついています。頸椎のなかで、なぜ第一頸椎だけがこのような特殊な形をしている

頸椎の構造

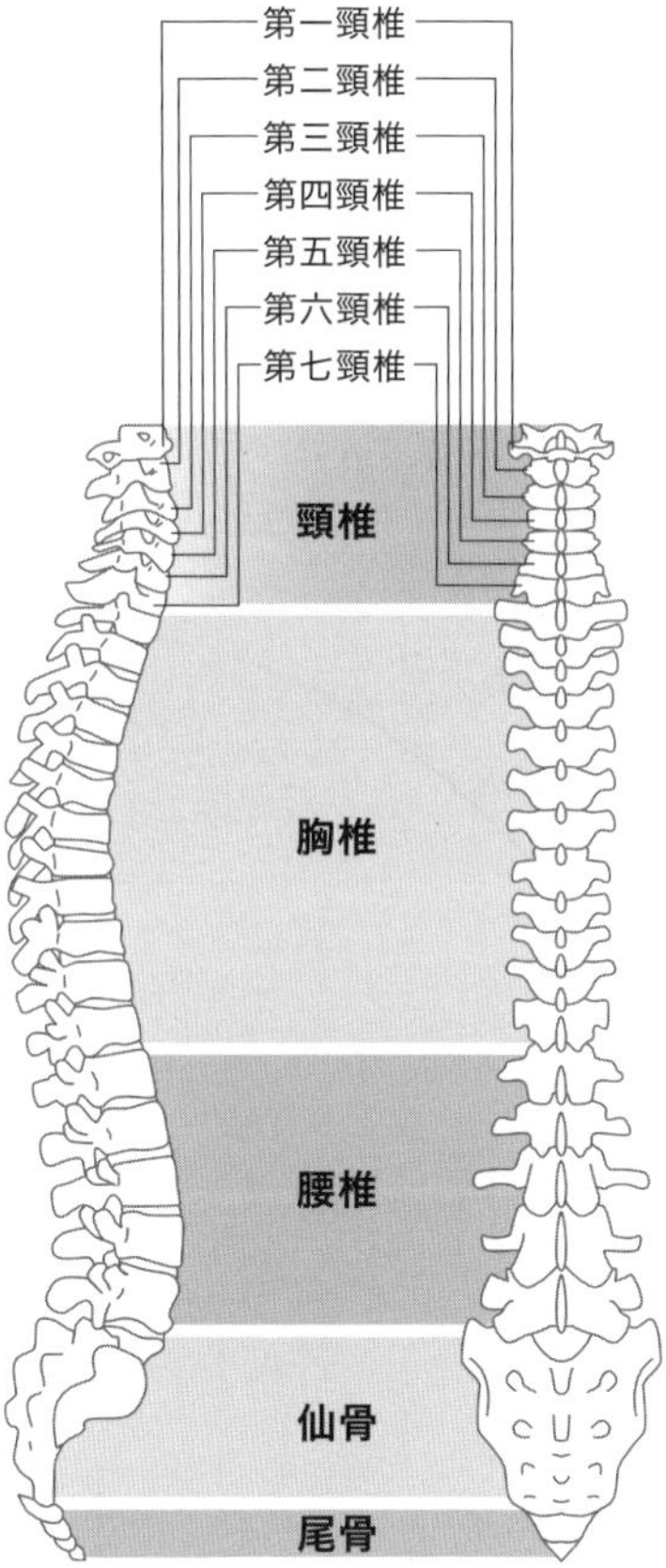

第一頸椎の上面

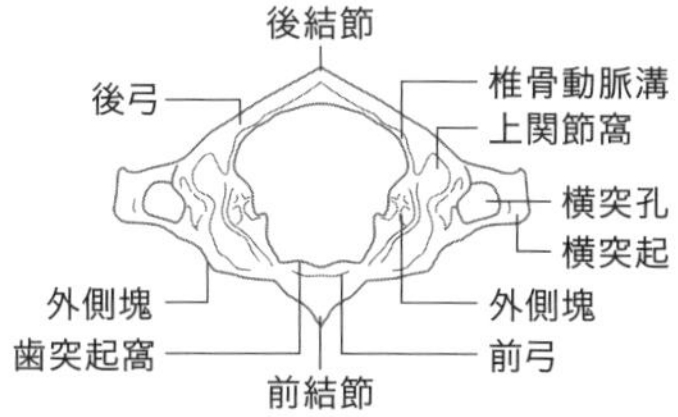

第二頸椎の上面

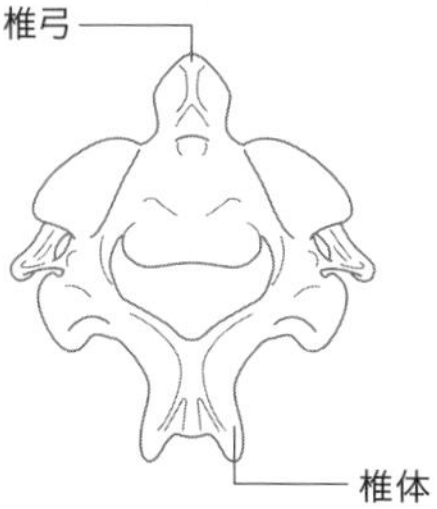

背骨の右側面

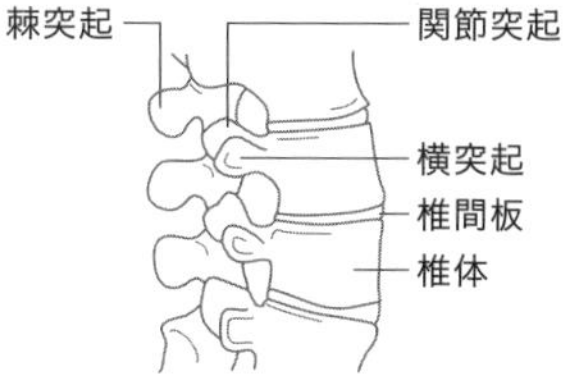

のでしょうか。それは、第一頸椎が接している頭部を左右に回転できるようにするためです。

このように、頸椎のなかでも特殊な形をしていることから、第一頸椎を「上部頸椎」と呼んで、他の頸椎と区別しています。

第一頸椎は「神経の元締め」

第一頸椎のもう一つの大きな特徴は、そこが「神経の元締め」のような役割をになっていることです。

背骨の中には、神経の長い棒状の束《たば》である脊髄が通っています。脊髄は全部で三一個の節《せつ》に分かれていて、それぞれの節から体の左右に向かって脊椎神経が出ています。この脊椎神経が、内臓や筋肉や血管といった六〇兆の細胞からなるすべての組織に脳からの指令を伝えています。

したがって、ガンステッド・カイロプラクティックでは、それぞれの神経が出ている背骨の神経のつまりを取ることによって、それに関連のある臓器の働きを高めます

（一九ページの図を参照）。

たとえば、胸椎《きょうつい》（背骨の胸の部分）の三〜五番の神経のつまりが取れると、そこから出ている脊椎神経の流れがスムーズになり、肝臓《かんぞう》や心臓の働きが高まって、肝機《かんき》能障害《のうしょうがい》や不整脈《ふせいみゃく》などに効果的です。また、肝臓のコレステロールを代謝《たいしゃ》（体内での物質の変化や入れ替わり）する能力を活性化して、動脈硬化《どうみゃくこうか》の予防にも働きます。

また、胸椎の七・八番の神経のつまりが取れると、膵臓《すいぞう》が活発に働いて、インスリンの働きが高まり、糖尿病に効果を現します。

さらに、胸椎の一一番、一二番、そして腰椎《ようつい》（背骨の腰の部分）の一番の神経のつまりが取れると、これらから出ている神経が腎臓《じんぞう》の働きと関係しているので、腎臓が活性化されて、排泄《はいせつ》が活発になって、体を若返らせます。もちろん、腎機能障害にも効果的です。また、腎・尿管結石《にょうかんけっせき》は自然に排出《はいしゅつ》されるようになります。

このように、それぞれの神経のつまりが取れると、さまざまな病気や症状が改善したり、カゼを引きにくくなったりします。また、ホルモンのバランスがよくなって、生理痛や更年期《こうねんき》障害《しょうがい》（更年期に現れるさまざまな不快症状）も軽快します。

したがって、背骨のそれぞれの神経のつまりを見つけて、それを取ることが私たちガンステッド・ドクターの仕事となっているわけです。前述したように、こうした技術は非常に精妙で、一般の人にはできることではありません。

ところが、ピンポイント療法を行えば、神経の最も上の部分で流れを改善させることにより、全身の神経を活性化することができるのです。脳からのすべての臓器への指令は、第一頸椎を必ず通って下へと降りていきます。したがって、神経のつまりが背骨のどこにあるかをいちいち探さなくても、第一頸椎の神経の流れをよくすれば、その下にあるすべての神経によい影響を与えられるのです。

脊髄の出発点となる第一頸椎は神経の元締めです。ここの流れをよくすることは、すべての神経の流れをよくすることにつながります。

それは、第2章で説明したように、もともとアジャストメントの目的が脳の再教育にあるからです。ピンポイント療法においても、アジャストメントの原理と同様に、脳が神経の流れのよい状態を学習し、その状態が全身に行き渡るのです。

第一頸椎が重要な部位であるのは、そこが脳に近く、脊髄だけでなく脳幹《のうかん》も入っていることからもわかります。脳幹は基本的な生命現象の中枢となっている部分で、間《かん》脳《のう》、中脳《ちゅうのう》、橋《きょう》、延髄《えんずい》からなり、延髄は脊髄につながっていきます。

第一頸椎と神経の関係

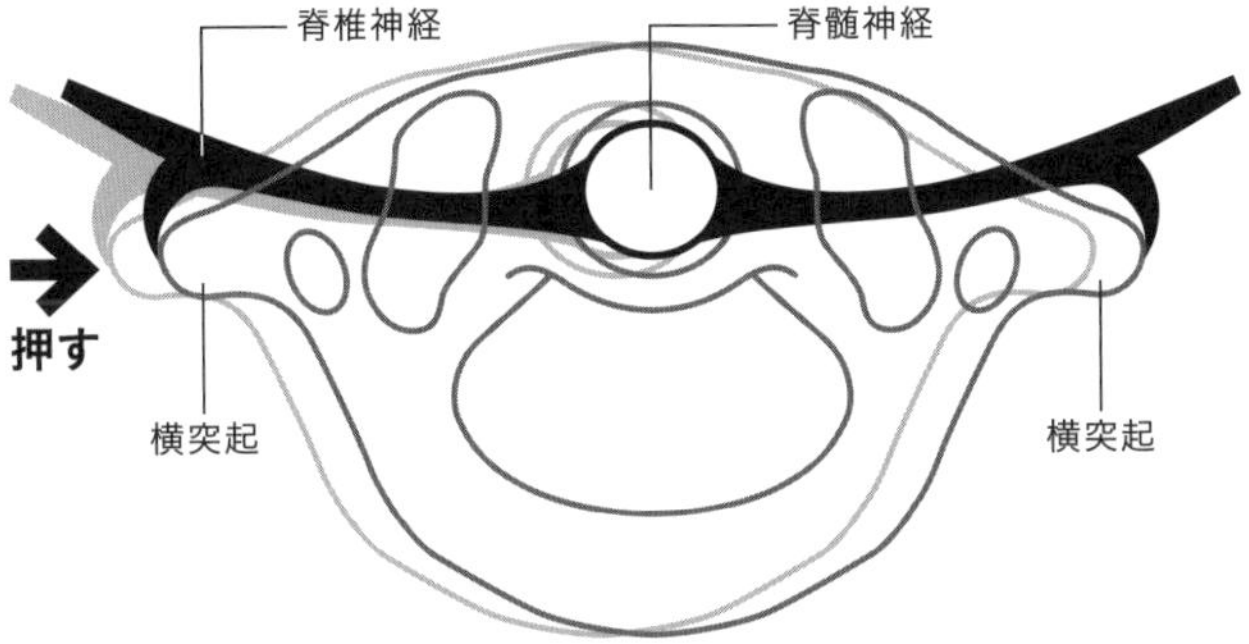

横突起を軽く押すことにより第一頸椎の位置を正常に戻す力が働き、
引っぱられた脊椎神経にゆとりができるため、脊髄神経の流れがスムーズになる

上の図を見てください。第一頸椎が左にずれ、左の横突起《おうとっき》（骨の出っぱり）に行く脊椎神経が引っぱられています。そこで、左の横突起を軽く押すと、引っぱられていた脊椎神経にゆとりができ、その結果、脊髄神経の流れがスムーズになります。

第2章でもふれたように、私は、生命エネルギーは脳の中心部にある松果体《しょうかたい》に入り、そこから治癒力《ちゆりょく》として体の下に降りていくと考えています。そして、その治癒力は脳幹を通り、脊髄に下って、体のすべての細胞へと伝えられていくのです。第一頸椎が神経の元締めという意味もこれでよくわかるでしょう。

次に注目しなければならないのは、第一

頸椎はこのような重要な部位であるとともに、もう一つ大きな弱点を持っている部位でもあるということです。

先に背骨を構成している椎骨の構造を説明したさいに、椎骨と椎骨を接続している椎間板の存在についてふれました。二四個の椎骨が積み上げられた背骨がバラバラにならないのは、この椎間板があるおかげです。ところが、第一頸椎には椎間板がありません。

第一頸椎はリング状をしていて、回転する機能を与えられているために、椎間板がないのです。それは長所であると同時に、欠点でもあります。自由に回転させるのには向いているのですが、首を動かすさいに、その影響が神経に及びやすいからです。

私の師であるドクター・アレックスも、この第一頸椎に異常が見つかる人は比較的多いと指摘していました。患者さんのすべてとはいいませんが、その割合はかなり高くなります。

ただし、第一頸椎における神経の異常は、整形外科では問題にされません。その異常は、X《エックス》線写真で見ると、多くは背骨から出ている左右の横突起の高さのわずかな差となって現れるか、見た目の異常としてまったく現れないかのどちらかです。そして、残念なことに、そうしたX線上のわずかな変化などは、整形外科では問題として考慮されないのです。

それに対し、私たちガンステッド・ドクターは、この神経の異常をナーボスコープという機器と触診《しょくしん》によって調べます。ナーボスコープで頸椎の左右の皮膚温を測定すると、神経の流れのエネルギーが体表の温度として現れるため、異常のある部位に温度差が出ることがわかります。また、第一頸椎の左右どちらかの横突起を押すと、痛みが出ます。

ガンステッド・ドクターは、こうした場合、全身の神経につまりがないかどうかを探します。そして、通常は、第一頸椎より下の背骨の部分にも神経のつまりを見つけます。

ピンポイント療法のやり方

ガンステッド・カイロプラクティックのアジャストメントがむずかしいのは、要するに他人に行うからです。もちろん、アジャストメントの技術そのものも非常に高度ですが、なんといっても困難なのは、他人に行うことです。けっきょくは他人の感覚は他人しかわからないために、危険な事態が生じることがあるのです。

プロにとっても、強さの加減を認識することはむずかしいことはありません。ところが、自分が自分に行う場合は、強さの加減がしっかりと判断できます。強すぎるのか弱すぎるのかが手に取るようにわかるので、これから紹介する微妙な刺激を伴《ともな》うテクニックが効果的に行えるのです。

それでは、具体的なやり方を説明しましょう。

まずは、コンタクトする部位からです。


【ポイントの見つけ方】
❶首の力を抜いて顔をまっすぐ前に向ける
❷耳たぶのつけ根のすぐ裏側をさぐると、硬い大きな骨の出っぱり（乳様突起《にゅうようとっき》）があるのがわかる。その骨の出っぱりのすぐ下(骨がつきたところ)がポイントになる
❸左右の手の中指の先端で左右のポイントを同時に軽く押す
❹左右のポイントをそれぞれ押してみて、痛みや不快な感覚のある側がコンタクトす

ピンポイント療法のやり方1

【ポイントの見つけ方】

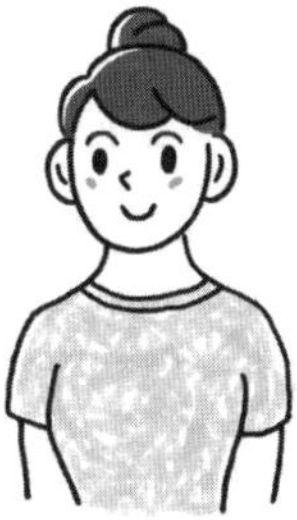

❶首の力を抜いて顔をまっすぐ前に向ける

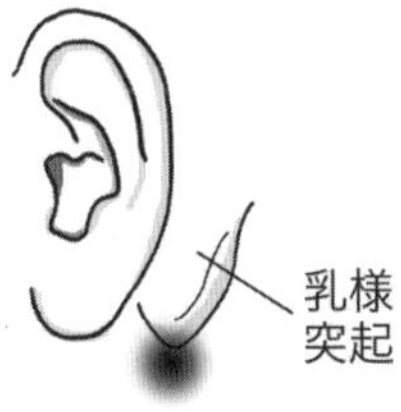

❷耳たぶのつけ根のすぐ裏側をさぐると、硬い大きな骨の出っぱり（乳様突起）があるのがわかる。その骨の出っぱりのすぐ下(骨がつきたところ）がポイントになる

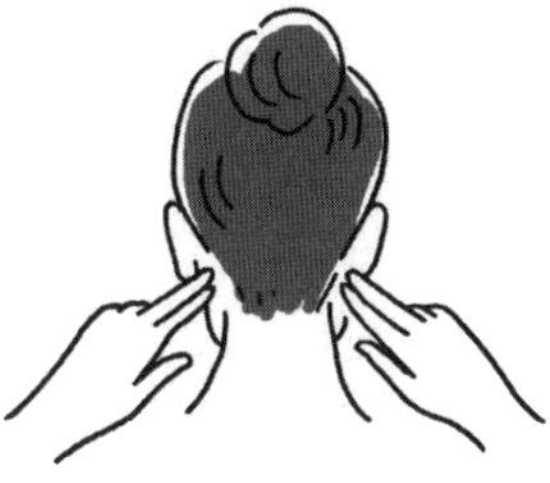

❸左右の手の中指の先端で左右のポイントを同時に軽く押す

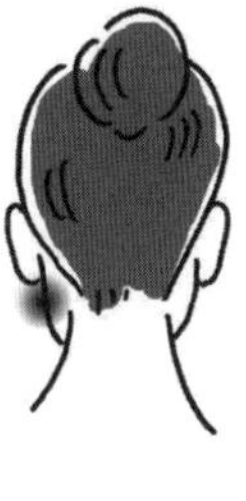

❹押してみて 痛みや不快な感覚のある側がコンタクトするポイントになる

るポイントになる

厳密にいうと、ポイントは②で示した位置よりも一〜二ミリ前方になります。ただし、指で押すときにはその周辺全体をカバーすることになるので、そこまで神経質になる必要はありません。

押し方のコツとしては、まず軽く押してみてわからなければ、もう少し強く押してみるという感じです。多くの場合、これで左右のどちらかのポイントに痛みや不快感を覚えるはずです。

もし、左右の差がわかない場合には、まず、左右どちらかのポイントを三〇秒ほど軽く押し続けてください。そして、もう一方の側のポイントも同じように三〇秒ほど軽く押し続けましょう。すると、なんらかの症状が改善してきたり、なんとなく体がらくに感じられたりするはずです。そうしたよい反応が出たほうの側がコンタクトするポイントになります。この場合、決して強く押さないのがコツです。

ポイントが見つかったら、実際のテクニックに入ります。コツは、ポイントを「押す」というよりは、「当てる」もしくは「さわる」という感じで行います。

次の方法で感覚的に理解してください。

まず、一方の手を握って「グー」をつくります。すると、親指と人さし指のつけ根の交わるところが少し盛り上がります。その盛り上がったところに、もう一方の手の中指を当てて押したときに、その盛り上がりが少しへこみます。そのへこんだときの強さで押すのです。

コツをつかんだら、さっそく実践してみましょう。

【コンタクトのやり方】

❶首の力を抜いて顔をまっすぐ前に向ける

❷ポイントのある側の手の中指の先端でポイントを押す

❸六〇秒間、押し続けながら腹式呼吸《ふくしきこきゅう》を行う

腹式呼吸は、次のように行います。まずヘソの下あたりに風船があると想像します。そして、息を吸うときにその風船を大きくふくらませるようなつもりでおなかをふくらませます。息は鼻からゆっくりと吸ってください。

次に、息を吐《は》くときは、風船を縮めるようなつもりでおなかをすぼめます。息は口からゆっくりと吐いていきます。

腹式呼吸は、できるだけゆっくりとリラックスした状態で行うのがコツです。息を吐くときはエネルギーが背骨に沿って脳から下にスーッと流れていき、吸うときにはそのエネルギーが背骨に沿って上に戻っていく感覚を味わってください。これにより、神経の流れがよりスムーズになります。

慣れるまでは、なるべく背すじを伸ばして座った状態で行ってください。慣れてしまえば、立っていても寝ていてもできます。仕事や家事の時間のあいたときに行ってもよいし、トイレや電車の中で行ってもかまいません。風呂の中や、朝や寝る前ののんびりとした時間に行うと、よりリラックスできるでしょう。

ピンポイント療法を行う時間は、多少短くても長くなってもかまいません。また、一日に何度行ってもかまいません。基本的には、毎日朝と晩には必ず行ってください。

大切なのは、強く押しすぎないことと、スムーズになった神経の流れを意識しながら腹式呼吸を行うことです。

これがうまくできると、それまで悩んでいた症状があっけなく取れたり、病気が治っ

ピンポイント療法のやり方２

【コンタクトのやり方】

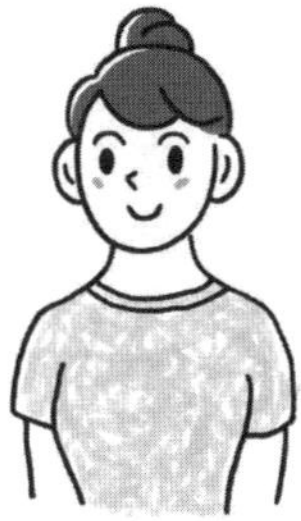

❶首の力を抜いて顔をまっすぐ前に向ける

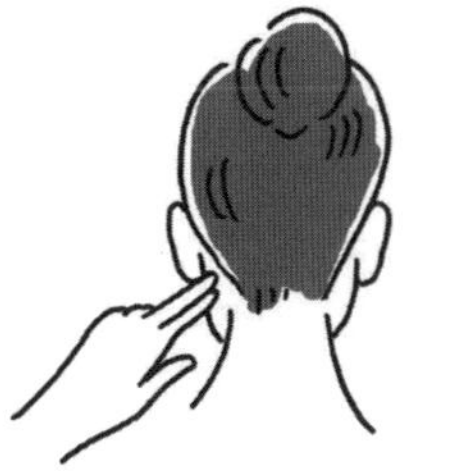

❷ポイントのある側の手の中指の先端でポイントを押す

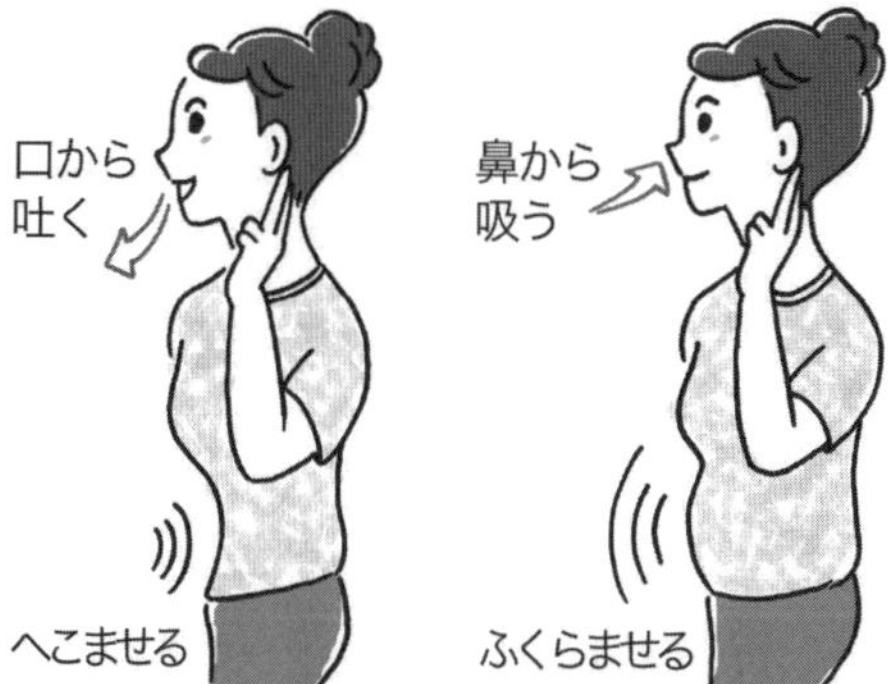

❸60秒間、押し続けながら腹式呼吸を行う

たりします。一般的には、その症状や病気で悩まされていた期間が長ければ長いほど、ピンポイント療法を長く続けることになるでしょうが、上手にできる人は、二～三日でよくなることもめずらしくありません。症状や病気が完全になくなったらやめるのではなく、健康維持のために、習慣としてやり続けることをおすすめします。

なお、ピンポイント療法を続けていて、反応の出るポイントの左右が変わることがまれにあります。その場合は、用いるポイントを変えてください。

注意点が一つ。もし、ピンポイント療法を続けても効果が出ない、あるいは前より体調が悪くなってきたという場合は、押す力が強すぎるか、用いるポイントが間違っている可能性があります。そのような場合は、押す力を弱めるか、反対側のポイントを押すようにしてください。

よくなった状態をイメージしながら行う

最後に、ピンポイント療法の効果をより高める方法を紹介しましょう。

それは、現在、自分が悩まされている病気や症状がよくなった状態をイメージしな

愛読者カード

1228　「首の後ろを押す」と病気が治る

ご購読ありがとうございます。今後の資料とさせていただきますので、ご協力をお願いします。

【1】本書を何でお知りになりましたか。

①新聞で〔朝日・読売・毎日・サンケイ・日経・その他〔　　〕〕
②雑誌で〔『壮快』・『安心』・『ゆほびか』・その他〔　　〕〕
③インターネットのホームページを見て〔　　〕
④店頭で実物を見て〔店名〔　　〕〕
⑤人に勧められて〔　　〕
⑥その他〔　　〕

【2】定期購読新聞・雑誌を教えてください。

- 新聞（　　）
- 週刊誌（　　）
- 月刊誌（　　）

【3】本書についてご意見・ご感想がございましたらお書きください。

【4】書籍・ムックに取り上げてほしいテーマがございましたら教えてください。

どうもありがとうございました。抽選で毎月50名様に特製図書カードを差し上げます。

料金受取人払郵便

本郷支店承認

3225

差出有効期間
平成24年7月
14日まで
(切手をはらずに
ご投函ください。)

郵便はがき

113-8765

〈受取人〉

東京都文京区
湯島二—三—一八
マキノ出版ビル

マキノ出版
書籍編集部
読者調査係

氏名		男 女	年齢	
住所			
電話番号	(　　　)		
Eメールアドレス			
職業	①会社員(事務系) ②会社員(技術系) ③会社役員 ④公務員 ⑤教職員 ⑥自由業 ⑦サービス業 ⑧商工従事 ⑨自営業 ⑩主婦 ⑪医師 ⑫看護師 ⑬学生 ⑭無職 ⑮その他		

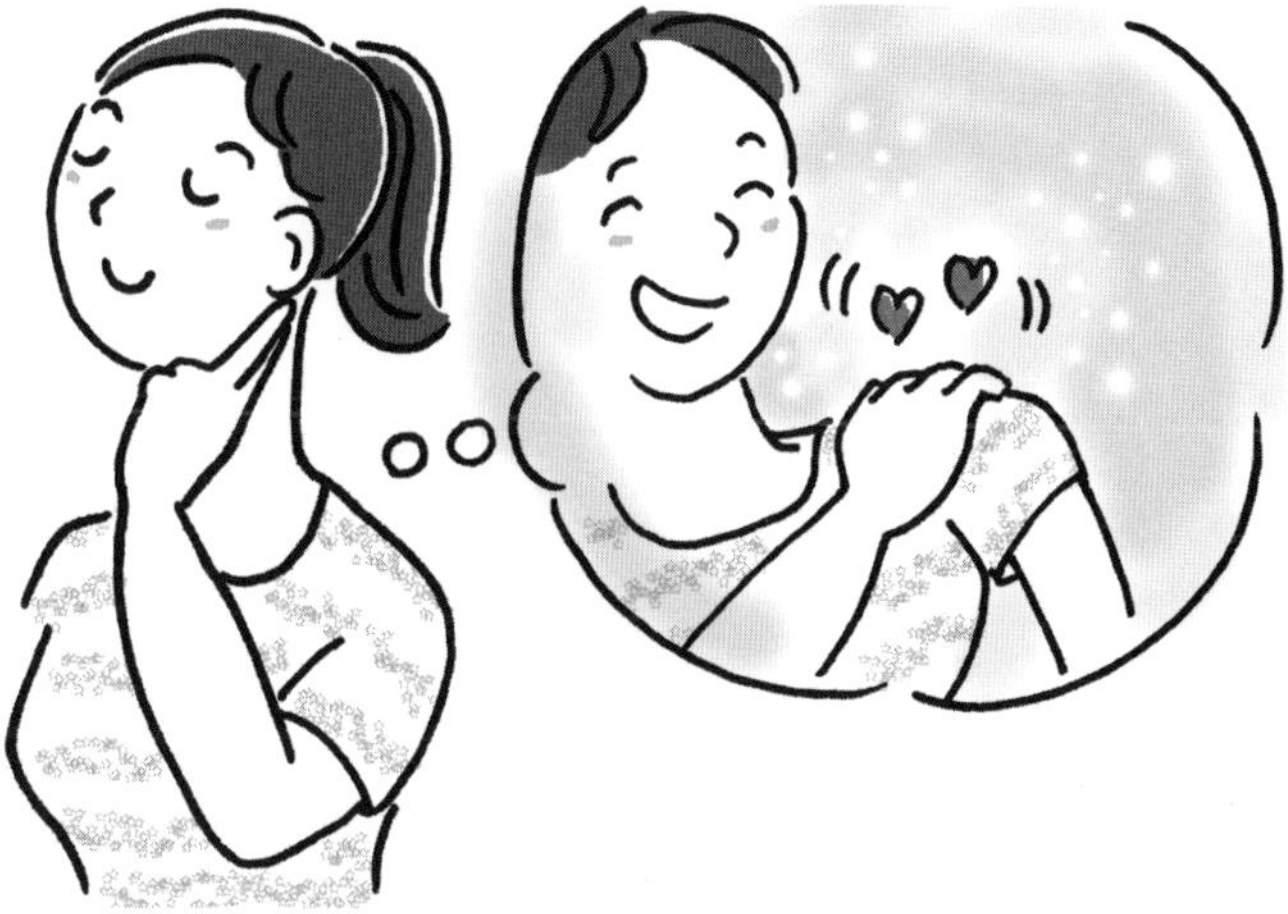

思考は現実化する

がら、ピンポイント療法を行うことです。

現代物理学の父と謳《うた》われるアインシュタインは、量子力学理論によって物質とエネルギーは同じものであることを説いています。この説は、エネルギーに対するそれまでの考え方を大きく変えました。

さらに、現代の量子力学では、物質だけではなく、思考や精神までもがエネルギーであると考えるようになっています。つまり、「何か」を考えたり、イメージしたりすると、そこにエネルギーが生じ、その「何か」が実際に生じてくるのです。「思考は現実化する」

のです。

ピンポイント療法のことを知って、「本当にこんなものが効くのだろうか」「医者がカイロプラクティックだなんて怪《あや》しい」と思いながら行うのと、「この方法でよくなりたい」「きっとよくなる」と思いながら行うのとでは、自《おの》ずと効果は違ってきます。

先人が残した「病《やまい》は気から」という言葉は、今日、科学的に証明されている事実なのです。

第4章

首の後ろを押して病気を治した体験者の手記

膠原病が原因の肝硬変が改善し肝機能値もリウマチ因子も好転した

主婦・57歳　白倉君子《しらくらきみこ》（仮名）

五年間薬を飲んでも効果なし

私は、二〇〇四年に受けた健康診断の血液検査で、肝臓《かんぞう》の数値が高いことを指摘され、専門医の検査を受けるように指示されました。正確な数値は覚えていないのですが、肝臓機能の状態を表すＧＯＴ（ＡＳＴ）やＧＰＴ（ＡＬＴ）などの数値が基準値よりも高かったようです。

そのとき、私には肝臓が悪いという意識はまったくありませんでした。確かに「疲れやすいな」ということはありましたが、時期的に更年期《こうねんき》と重なっていて、むしろ私が気になっていたのは、急な発汗《はっかん》やのぼせといった更年期障害《こうねんきしょうがい》（更年期に起こるさまざまな不快症状）のほうでした。

検査入院をして、精密検査を受けたところ、「薬を飲みましょう」ということになり、気がついたら「ウルソ」（正式名はウルソデオキシコール酸。胆汁《たんじゅう》の流れをよくして肝臓の働きを守る薬）を飲むようになっていました。

精密検査の結果は複雑でした。慢性的に肝臓に炎症《えんしょう》が起こる、Ａ型肝炎《かんえん》やＣ型肝炎などのウイルス性の病気ではないということは間違いないのですが、なぜ検査数値が高くなるのか、原因がよくわからないらしいのです。

その後、胆汁の働きがうまくいっていないために起こる胆汁性の肝硬変《かんこうへん》（肝臓の細胞がこわされて肝臓全体が硬くなる病気）である「原発性胆汁性肝硬変《げんぱつせいたんじゅうせいかんこうへん》」との診断が下されました。膠原病《こうげんびょう》（細胞同士を結びつけている結合組織に病変が生じる病気の総称）からきているものだとのことでした。

毎月のように肝機能値の検査を受けていましたが、数値はいっこうに下がりませんでした。そんな状態が何年も続くと、不安がつのってきました。

二〇〇九年には、主治医から「もう五年もウルソを飲んで肝機能がよくならないのだから、そろそろステロイド薬（副腎皮質《ふくじんひしつ》ホルモン薬）を飲むことも考えましょう」といわれてしまいました。

気になって友人に相談したところ、「ステロイド薬は副作用が強い薬なので、すすめられない」といわれました。

そして、再び検査入院をすすめられ、今度はもっと具体化して、すぐにでもステロイド薬を飲むような話になってしまいました。

さすがに「これはまずい」と思い、いろいろと調べました。また、他の科の医師にもきいてみました。すると、「親とか子供にステロイド薬を飲ますようすすめられたら、私だったら絶対に断る」という人がいたのです。私はすっかり怖くなりました。

そのとき、たまたま地域で発行されているPR誌で、松久正《まつひさただし》先生のことを知りました。整形外科医でありながら、長い間、カイロプラクティックの研究をして、ガンステッド・カイロプラクティック（クラレンス・セルマー・ガンステッドが完成させたカイロプラクティック・システム）というものの神髄を会得したとのことでした。素人《しろうと》の私には、専門的なことはよくわかりませんでしたが、「この先生なら」とひらめき、治療を受けてみることにしました。二〇〇九年の十一月のことです。

心が落ち着くのが手に取るようにわかる

その時点で、私のGOTとGPTは、それぞれ八三IU（基準値は三五IU以下）と一二五IU（基準値は三五IU以下）もありました。また、膠原病の指標となるリウマチ因子《いんし》も一六mg／dlでした（基準値は一五mg／dl以下）。しかし、松久先生に、これまでの検査結果をお見せしたところ、笑顔で「もう大丈夫ですよ」といわれたので、私はすっかり安心しました。

実際、先生にいわれたとおりでした。頸椎《けいつい》（背骨の首の部分）を調整する治療は、とても気持ちよく、体が軽くなったような気がしたのです。

先生には、診療所での治療と並行して、自分で耳のつけ根の裏側を押すピンポイント療法を行うようにいわれました。私は頸椎の右側の神経がつまっているということなので、右側のポイントを中指で毎日押しました。目をつぶって押しながら、腹式呼《ふくしきこ》吸《きゅう》（息を吸うときにおなかをふくらませ、吐《は》くときにへこませる呼吸法）をしていると、心が落ち着くのが手に取るようにわかりました（基本的なやり方は一〇九・一一三ページの図を参照）。

白倉さんの肝機能値とリウマチ因子の変化

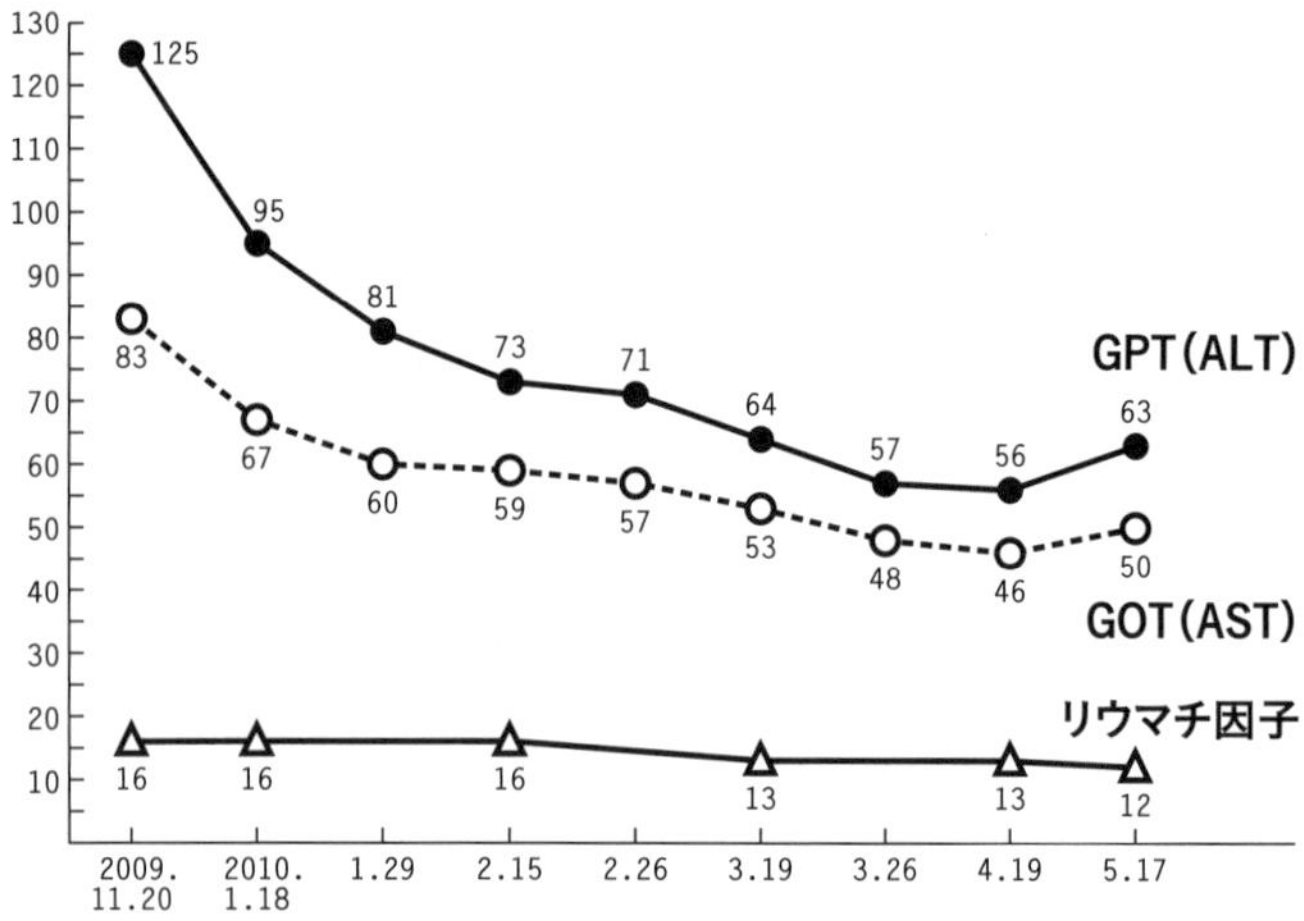

検査の結果もビックリでした。GOTとGPTが、それぞれ五〇IU、六三IUと、大幅に下がったのです。また、リウマチ因子も一二mg／dlと、基準値内になりました。これには肝臓の専門医も驚いていました。おかげで、ステロイド薬を飲むという話も取り止めになりました。

家族も、憔悴《しょうすい》していた私が以前のように明るくなったので、喜んでいます。神経のつまりが取れたら、人生が一変したような感じです。体の心配からすっかり解放されて、毎日がいきいきとして楽しくなりました。これも先生のアジャストメントのすばらしさと、先生から教えていただいたピンポイント療法のおかげです。

著者のコメント

体の防衛力である免疫《めんえき》には、体に侵入してきた外敵を排除する働きがあります。この働きが乱れて、免疫が自分の組織を攻撃するのが自己免疫疾患《じこめんえきしっかん》です。白倉さんの場合、こうした病気の一種である原発性胆汁性肝硬変と診断され、当診療所を受診されました。

白倉さんは、直感的にステロイド薬は怖いと思って、なんとしてもその使用をさけようとしました。これは誠に正解でした。本来、体を健康にするのに、これほど副作用のたくさんある薬を使うのはおかしなことです。

免疫は体の大切な自己治癒力の一つです。免疫を信頼して、神経のつまりを取り、その流れをきれいにすれば、免疫は体を守る本当の働きを取り戻します。

脊柱管狭窄症によるふくらはぎの激痛と間欠性跛行が解消して手術を回避できた

無職・80歳　志《し》賀《が》蔵《くら》之《の》輔《すけ》

五〇メートルも歩くと休まなければならない

私は二〇〇五年ごろから脊柱管狭窄症《せきちゅうかんきょうさくしょう》を患《わずら》っていました。これは、背骨の中を貫《つらぬ》いている脊柱管という管《くだ》が老化によって狭くなる病気で、間欠性跛行《かんけつせいはこう》を伴《ともな》います。

間欠性跛行とは、歩行中に痛みが出て歩けなくなるが、立ち止まって休むと痛みが消え、再び歩き出すとまた痛みが出るという症状を指します。たとえば、五〇〜一〇〇メートル歩くと、まず足がしびれたり痛くなって歩けなくなります。しかし、少し休むと再び歩けるようになり、また再び五〇〜一〇〇メートル歩くと歩けなくなるのです。私の場合、歩いていると右足のふくらはぎが痛くなってきます。

この症状には、血液の流れをよくするオパルモンという薬が効きます。私はこれを飲んでから、その痛みが消えていました。しかし、二〇〇九年の三月に白内障《はくないしょう》（目のレンズの役割を果たす水晶体《すいしょうたい》が白くにごって視力が落ちてくる病気）の手術を受けることになり、一時的にオパルモンの服用を中止することになりました。

白内障の手術は成功し、オパルモンを中止したあとも間欠性跛行が出ることはありませんでした。少しいい気になった私は、脊柱管狭窄症が治ったのかと思い、このままオパルモンの服用をやめてみようかと考えました。

すると、半月ぐらい過ぎたあたりから、少しずつ右のふくらはぎに違和感が出始めたのです。最初は五〇〇メートル、それから二〇〇メートル、一〇〇メートルというようにどんどん歩ける距離が短くなり、ついには五〇メートル歩くと休まなければならなくなりました。

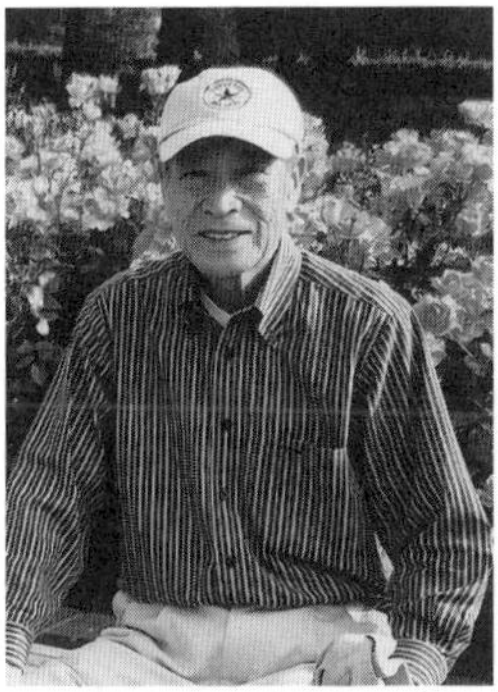

志賀蔵之輔さん

しかも、やっかいなのは、寝ていても症状が出てきたことです。夜、床《とこ》に入って足を伸ばし、これから眠ろうとすると、ふくらはぎが痛み出しました。

この締めつけるような痛みは、実に耐えがたいものです。眠るどころではありません。体を横にしたり曲げたり、いろいろな姿勢をとって、なんとか痛みをごまかそうとしました。そんなことを二時間くらいして、やっと眠るようなありさまでした。

あわてて最初の整形外科へ行き、オパルモンを処方してもらったのですが、今度は薬が効かなくなっていました。病状がかなり進んでいたのです。薬の量をふやしても効果は望めず、医師からは手術をすすめられました。脊柱管狭窄症に効果的な治療法は現代医学には存在しません。薬が効かなくなったら、手術しかないのです。

マッサージや鍼灸《しんきゅう》治療にも通いましたが、治すのは無理でした。この耐えがたい症状から一刻も早く解放されたいと思った私は、それまで新聞や雑誌などから切り抜いていた健康関連の記事から情報を拾い集めて、できる限りのことをしてみました。まず、脊柱管狭窄症の手術に定評のある病院を探し、そこに連絡をとってみました。手術は何ヵ月もあとになるとのことでしたが、わらにもすがりたい気持ちの私は手術を申し込むことにしました。

とはいえ、いまある痛みをなんとかしなければなりません。そこで、もう一つ興味を持っていた、松久正《まつひさただし》先生によるカイロプラクティックの治療を受けてみることにしました。

「おッ！　これは効くんだ」

鎌倉駅から松久先生の診療所までは、普通に歩けば五分もかからない距離です。しかし、私には間欠性跛行があるのでたいへんです。何度も休まなければ、診療所までたどり着けませんでした。

ようやくたどり着いた診療所で、松久先生は私の頸椎《けいつい》（背骨の首の部分）と腰椎《ようつい》（背骨の腰の部分）にアジャストメント（調整）をしてくれました。カイロプラクティックといっても、先生の行うガンステッド・カイロプラクティック（クラレンス・セルマー・ガンステッドが完成させたカイロプラクティック・システム）は痛みがなく、むしろ気持ちのいいものでした。

治療が終わったあとに、先生はピンポイント療法というものを教えてくださいました。これは、いわば自分でできる「神経の流れを改善する方法」で、耳のつけ根の裏側を中指で押す健康法です（基本的なやり方は一〇九・一一三ページの図を参照）。

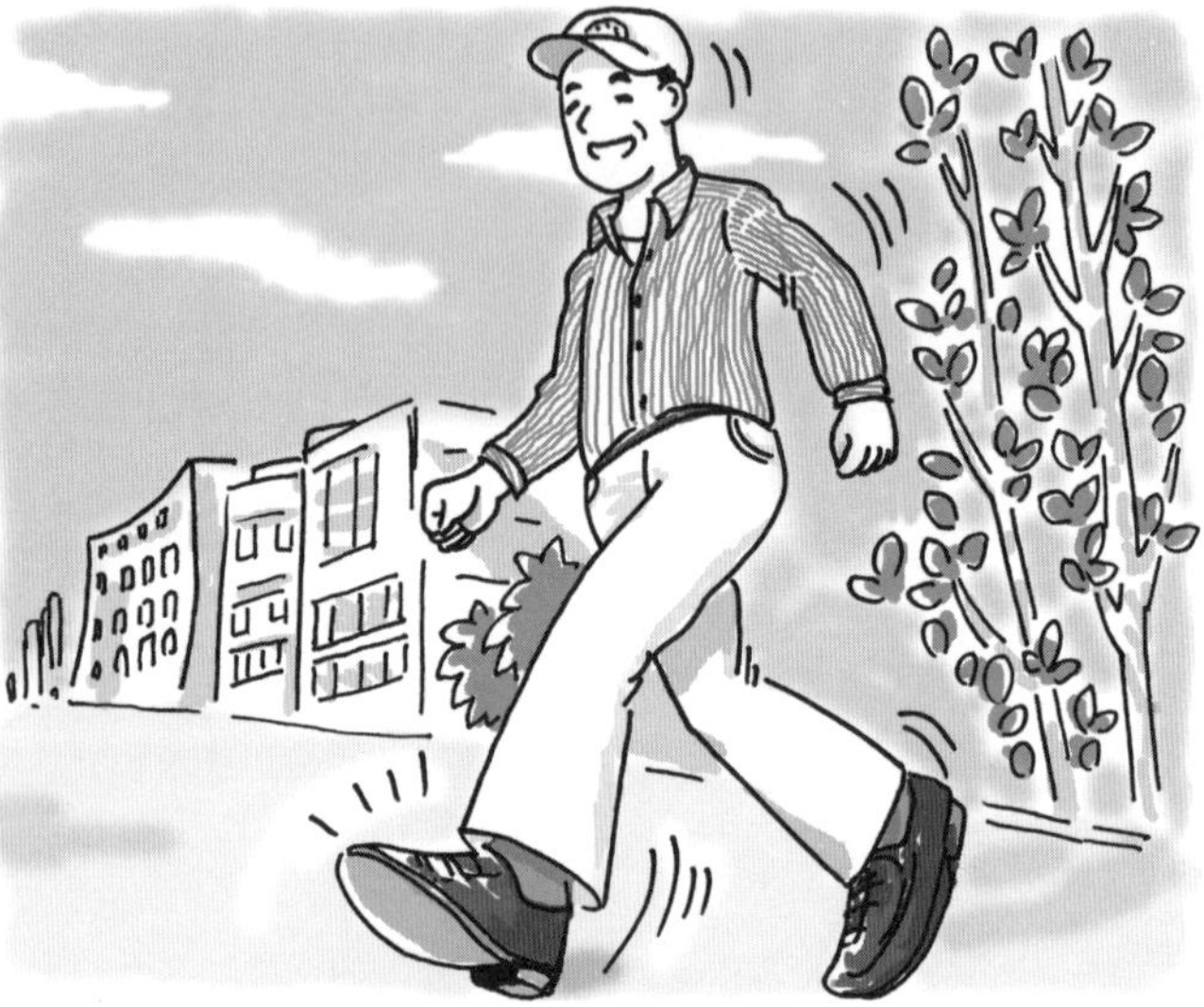

普通に歩けるようになった

私の場合、右耳の後ろを押して腹式《ふくしき》呼吸《こきゅう》（息を吸うときにおなかをふくらませ、吐《は》くときにへこませる呼吸法）をしました。こうすると、心がスーッと落ち着いて、なんとも気持ちがよくなります。これを毎日、手のすいたときに実行しました。

　すると、一ヵ月ほどしたころ、手ごたえが出てきました。ふくらはぎの痛みが出る回数がへってきたのです。「おッ！　これは効くんだ」と驚きました。

　ただし、一度痛みがぶり返してきたことがあります。これは油断をしたせいかもしれません。そこで、以前よりも熱心に治療に通い、引き続きピンポイント療法も実行しました。

その結果はてきめんで、さらに一ヵ月が過ぎたころには、ふくらはぎの痛みからすっかり解放され、普通に歩けるようになったのです。おかげで、夜もぐっすり眠ることができます。手術を予約していましたが、これも断りました。

脊柱管狭窄症の症状がこんなにきれいに取れるのは、通常ではあり得ないことだそうです。松久先生とピンポイント療法に出合えて、私は本当に幸運だったと思います。

著者のコメント

背骨（脊柱）の真ん中には穴があいていて、その中を神経が通っています。この穴のことを脊柱管といい、腰部でその幅が狭くなり、神経が圧迫されて起こるのが腰部脊柱管狭窄症です。脊柱管の狭窄（狭くなること）により、神経だけでなく神経を養っている血管まで圧迫されると、神経に血液が届きにくくなり、神経の酸素と栄養が不足して、しびれや痛みが出てくるのです。したがって、血流をよくするオパルモンのような薬が効くことがあるわけです。

しかし、いくら薬を飲んだところで、脊柱管の狭窄そのものが改善するわけではありません。やがて薬が効かなくなり、じっとしていても痛みが出るようになります。現代医学では、こうなったら手術しかありません。私も整形外科時代に多くの手術を執刀《しっとう》しました。

とはいえ、これはたいへんな手術です。志賀さんのように何ヵ月も待たされることから考えても、そう簡単にできる手術ではないのです。また、必ずうまくいくという保証もありません。

そんなたいへんな思いをして手術を受けるより、神経の流れをよくして、まず自分が持っている自然治癒力《しぜんちゆりょく》（人間の体に本来備《そな》わっている病気を治す力）を強力に発動させるべきでしょう。そのほうが体にとって自然であるだけでなく、何よりも効果が高いからです。

耳鼻科で見放されためまいが半年で起こらなくなり高かった血圧も基準値内に降下

主婦・85歳　大木《おおき》久乃《ひさの》（仮名）

姿勢を変えるときにフラフラする

めまいが気になりだしたのは、二〇〇八年の秋からです。イスから立ち上がるときやベッドから起き上がるときに、姿勢が定まらないような、フラフラするような、なんともいやな感じのめまいがするようになりました。

ずっと続くわけでもありません。ひどいときでも、何かにつかまってじっとしていると、徐々におさまります。いわゆる「立ちくらみ」とは違い、姿勢を変えるときに起こるのが特徴でした。

耳鼻科で診《み》てもらったところ、「原因はよくわからない」といわれてしまいました。いろいろ調べてもらいましたが、「めまいの原因はたくさんあって、限定されない場合のほうが多い」という話でした。

要するに、

「年も年なのだから、そういうものがあってもしようがないでしょう。命にかかわることではないから、心配はいりませんよ」

そんな感じなのです。

しかし、本人にとっては、「しようがない」ですまされるものではありません。外出先でめまいが起こったら、転倒する危険もあるでしょう。何より、とても不快なのです。

私は月に二回、歯科へ通っています。歯科では、口の中を診ていただくために、顔を上に向けることになります。こうした状態で治療を受け終わり、立ち上がるときには、必ずめまいが起こります。歯科衛生士さんたちは、私のめまいがおさまるまで見守ってくれるのですが、心苦しいのと心配なのとで、気が重くなりました。

私がいちばん気になっていたのは、こうしためまいは体が訴えている一つの危険信号ではないのか、ということです。私の生命力が低下していて、たまたまめまいとして現れているようにも思えたのです。もし、そうだとしたら、免疫力《めんえきりょく》（体内に病原体が侵入しても発病を抑える力）も低下してしまうのではないか、と心配でした。

そんな毎日を送っていた二〇〇九年の五月、投薬や手術をしないという変わった診療所があることを人づてに知りました。それが松久正《まつひさただし》先生との出会いのきっかけでした。

診療台から降りたときに気がついた

診療所へ行ってみたところ、確かに松久先生から薬や手術の話はいっさい出ませんでした。ガンステッド・カイロプラクティック（クラレンス・セルマー・ガンステッドが完成させたカイロプラクティック・システム）という、むずかしい手技だけで先生は治していらっしゃるそうなのです。

先生は私の全身をくまなく調べた結果、「全身の神経の流れが滞《とどこお》っており、それがめまいの原因になっている」とおっしゃいました。そして、頸椎《けいつい》（背骨の首の部分）を調整してくださいました。

私は頸椎の右側に問題があるそうで、そこを押されるとかなりの痛みを覚えました。

しかし、不思議なことに、治療が終わると、全身がスッキリとして軽く、とても気持ちのいい状態になっていました。

また、治療のあとには、自分でも治療ができるよう、首の後ろを指で押す「ピンポイント療法」のやり方を教わり、自宅で行うように指示されました。

ピンポイント療法は、慣れると、これほど簡単なものはありません。コツは強く押さないこと。これをしっかりと守るようにしました。なお、行う時間帯や回数などはとくに決めず、気がついたら中指で耳たぶのつけ根を押すようにしました（基本的なやり方は一〇九・一一三ページの図を参照）。

正直なところ、ガンステッド・カイロプラクティックとピンポイント療法だけで私のめまいがよくなるとは、当初は思っていませんでした。ただ、気持ちがいいので、通院とピンポイント療法を続けていたのです。

こうして半年ほどが過ぎた二〇〇九年の暮れに、私はいつもの歯科へ行きました。そして、いつものように上を向いての治療が終わり、診療台から降りて、ハッと気づきました。めまいが起こらなかったのです。いつもなら、私のめまいがおさまるのを待ってくれる歯科衛生士さんたちも「そういえば……」という感じで驚いていました。

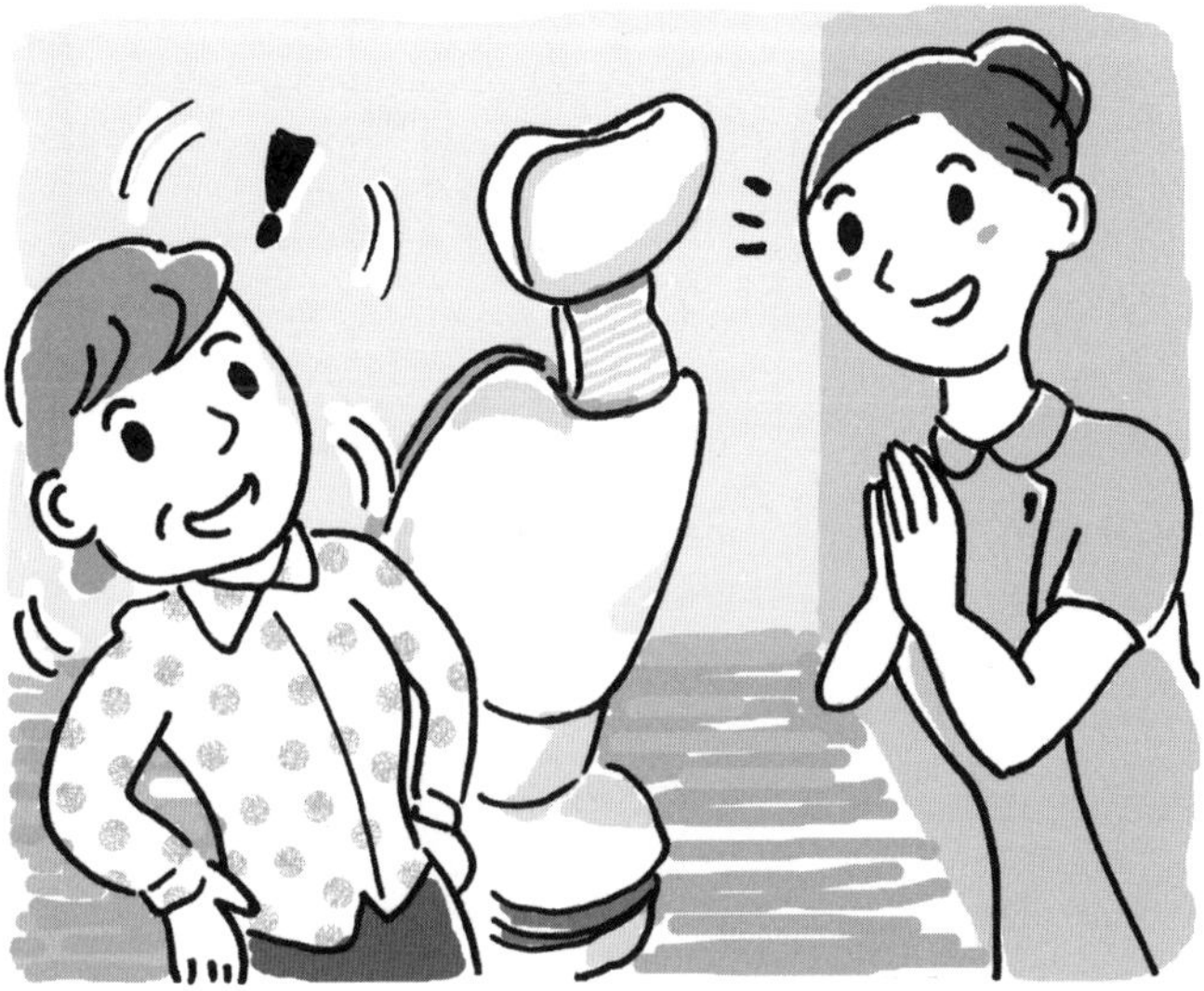

「そういえば今日はスンナリと降りることができましたね」

いつごろからめまいがしなくなっていたのかは自分でもわかりません。気がついたら、めまいのことを忘れていたのです。

こうしてめまいが起こらなくなったころから、全身の調子もよくなりました。とくに、以前は薬を飲んでも一四〇㎜Hgと高かった最大血圧は一二〇㎜Hgくらいで安定するようになりました(最大血圧の基準値は一〇〇～一四〇㎜Hg)。

いまでは、私にとってピンポイント療法は大切な「宝物」といってよいでしょう。

著者のコメント

めまいにはいろいろな種類があります。大別すると、激しくグルグルと周囲が回転する「回転性のめまい」と、体がフラフラする「動揺性のめまい」です。大木さんの場合は、頭を特定の方向に動かすと起こる「頭位性《ずいせい》のめまい」で、急にフラッとして症状自体はすぐにおさまります。一般的なめまいと異なり、難聴《なんちょう》や耳鳴りを伴《ともな》わないのが、このめまいの特徴です。

いずれのタイプのめまいも原因が特定されないことが多いのですが、ほとんど決定的な治療法がありません。大木さんはその典型例といってもよいでしょう。

こうした治療の困難な症状に、ぜひ試していただきたいのがピンポイント療法です。根気よく続けることにより、神経のつまりが取れ、めまいが軽くなり、最終的にめまい自体が起こらなくなることは決してめずらしいことではありません。

なお、ピンポイント療法を行うときには、コンタクトするポイントを間違えないようにしてください。もし、一方のポイントを押し続けていて、効果が現れないなら、反対側のポイントを使ってみてください。

十五年来の変形性膝関節症によるひざ痛が翌日には半減し杖なしで歩けるようになった

主婦・77歳　大賀泰子《おおがやすこ》

注射も鍼灸も整体も効果なし

私の左ひざが痛み始めたのは、一九九五年ごろに屋外でつまずき、ころんだのがきっかけでした。そのときは痛みがすぐに引いたので、病院に行くこともなく、そのままにしていました。

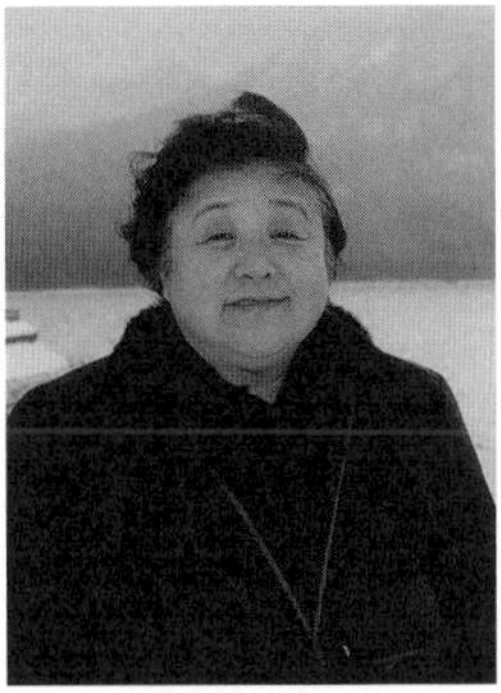

大賀泰子さん

本格的な治療を受けるようになったのは、それから三年くらいたってからのことです。歩いていて、体重が足にかかるたびに左ひざがズキンと痛むようになったのです。ころんで痛めたところが徐々に悪化してきたようでした。

整形外科で診《み》てもらうと、変形性膝関節症《へんけいせいしつかんせつしょう》といわれました。これは老化が関係したひざの痛みだそうです。私の年齢を考えたら、こうした症状が出てきたとしても不思議ではないのか、と思いました。

整形外科では、ひざに注射をしてくれます。人によっては、これが効くそうです。しかし、私の場合は、まったく効果はありませんでした。

それでも、ひざの痛みをなんとかしたくて、整形外科にはずいぶん通いました。また、鍼灸院《しんきゅういん》や整体《せいたい》治療院にもよく行きました。それでも、ひざはどんどん悪くなる一方でした。つまり、どれもこれも効果はなかったのです。

二〇〇九年の初めには、ついに杖《つえ》をつかなければ歩けなくなってしまいました。これは本当につらいものです。買い物に行っても、杖をついた状態で荷物を持たなければなりません。とくに、雨の日の傘をさしながらの買い物は最悪でした。また、立ちっぱなしの台所仕事は、イスに座って行っていました。

いちばん困ったのは、朝方にトイレに起きるときでした。元気なときと違ってスッと立てないのです。情けないのですが、トイレまではって行くようなありさまでした。とくに痛いのが歩き始めです。歩きだすと、なんとか慣れるのですが、それまでがたいへんでした。

目覚めたときにもスッと立ち上がれる

そんな私に幸運が訪れたのは、二〇一〇年の二月のことです。地元のタウン誌で松《まつ》久正《ひさただし》先生のことを知り、この先生にかけてみようと思ったのです。以前、カイロプラクティックを試しに受けたことはありましたが、まったく効果はありませんでした。しかし、アメリカで本格的にカイロプラクティックの腕を磨いた整形外科の医師ということから、強い興味を抱きました。

さっそく松久先生のクリニックに行き、治療を受けました。カイロプラクティックというからには、全身の骨をボキボキと鳴らすようなものなのかなと思いましたが、首の後ろと背中の下のほうを気持ちよく押されただけで、拍子抜けするようでした。ちなみに、ひざには何も治療をされていません。

先生からは、ピンポイント療法のやり方を教わり、自宅でも自分でするように指示されました。これは、耳たぶのつけ根の裏側あたりを指で押す健康法で、手のすいたときに行うとよいそうです。私は痛みのある左側のポイントを押しました（基本的なやり方は一〇九・一一三ページの図を参照）。

その結果は「驚異的」としか表現ができません。というのも、翌日には、ひざの痛みが半減していたのです。試しに杖を使わずに歩いてみたところ、なんとスタスタと歩けるではありませんか。不思議でたまりませんでした。

その後、ピンポイント療法を自宅で毎日続けながら、松久先生のクリニックへ通っていたところ、五回めの治療で、ひざの痛みは完全に消えました。

いまでは、どんどん歩けます。朝、目覚めたときもスッと立ち上がることができます。まさに奇跡的です。

「こういうことって、本当にあるんだ！」と、いまでもときどき驚いています。それぐらい私にとっては不思議な出来事でした。

著者のコメント

以前は、ひざの痛みに用いる注射薬はステロイド薬（副腎皮質《ふくじんひしつ》ホルモン薬）がほとんどでしたが、最近はヒアルロン酸が主流になっています。ヒアルロン酸でなぜ痛みが取れるのか、くわしいところはよくわかっていないのですが、副作用の強いステロイド薬よりよいという判断からよく用いられるようになっています。しかし、そのヒアルロン酸にも副作用がないわけではありません。あくまでも、ステロイド薬よりは軽いというだけです。しかも、ステロイド薬であれ、ヒアルロン酸であれ、ひざを治す薬ではないことも知っておくべきです。いずれも対症療法《たいしょうりょうほう》(症状の改善のみを目的とした療法)でしかありません。大賀さんのように、何度もひざの注射をしてもまったく効果がない人もたくさんいます。

根本的に治したいなら、自分の持っている自然治癒力《しぜんちゆりょく》(人間の体に本来備《そな》わっている病気を治す力)を発揮させるべきでしょう。そのためには、神経のつまりを取って、その流れをよくすることです。神経の流れをよくしていくと、徐々に体が修復していき、ひざの痛みも取れていきます。大賀さんのように、杖を捨てて歩き出す人が出てくるのも決して不思議なことではありません。

脳出血の後遺症である節々の痛みが一ヵ月で軽くなり歩行がスムーズになって血圧も安定

主婦・57歳　加賀章子《かがあきこ》（仮名）

突然倒れて動けなくなった

二〇〇八年のことです。スポーツジムでのトレーニングを終えて、更衣室の鏡のある部屋でひといきついていると、突然、うつぶせの状態で倒れ、動けなくなってしまいました。ジムの人があわてて救急車を呼んで、病院へと搬送されました。それからの記憶は、意識があったりなかったりで、一週間ぐらいあいまいです。

あとでわかったのですが、脳出血の発作《ほっさ》でした。ちょうど左側の目の裏側にある脳の視床《ししょう》というところに出血が起こっていたのです。

原因は血圧が急上昇したことのようでした。私はもともと血圧は高くはなかったのですが、出血直後には最大血圧が一八〇㎜Hgにも上昇していたのです（最大血圧の基準値は一〇〇～一四〇㎜Hg）。

けっきょく、その病院には三週間いました。入院中は、脳出血の後遺症で右半身がほとんど動かず、歩くことができませんでした。

その後、脳血管専門のリハビリテーション（機能回復訓練）を行う病院へ移送され、ここには二ヵ月間入院をして、右の手足がなんとか使えるまでに回復しました。

当初は、これですんだのだから私はラッキーだと思っていました。普通に歩けるようになり、日常生活にも困らないほど手も動きました。

ところが、リハビリ病院を退院してから、マヒがあった右半身に強いしびれが出るようになってきたのです。それこそ頭の先から足の先まで体の半分がしびれるのです。また、体の節々《ふしぶし》が痛むようにもなりました。

そのため、スムーズに歩くことができなくなりました。自分では気がつきませんでしたが、人から見ると足を引きずって歩くような感じだったそうです。また、縫い物のような細かいことはできるのに、字を書くのがすごく不便でした。さらに、腰が張っているような感覚があり、とても不快でした。

そんなとき、松久正《まつひさただし》先生の評判を耳にしました。整形外科医でありながら、投薬や手術をいっさい行わず、カイロプラクティックのみで治療をしているそうです。二十六歳になる息子が松久先生の治療を受けて腰痛が完治していたこともあり、さっそく予約をしました。

足を引きずることがなく歩幅も広い

診療所では、頸椎《けいつい》（背骨の首の部分）をアジャストメント（調整）してもらいました。カイロプラクティックといっても、先生が行うのはガンステッド・カイロプラクティック（クラレンス・セルマー・ガンステッドが完成させたカイロプラクティック・システム）という高度なテクニックだそうで、痛みなどはまったくありませんでした。あまりにもあっけなく治療が終わったので、「こんなので効くのかな」と思ったほどです。

興味深かったのは、治療を受けたあと、松久先生からピンポイント療法というものを教えていただいたことです。これは、耳のつけ根の裏側を押す健康法で、神経の流れをよくする効果があるということでした。私の場合、左耳の後ろを押して腹式呼《ふくしきこ》

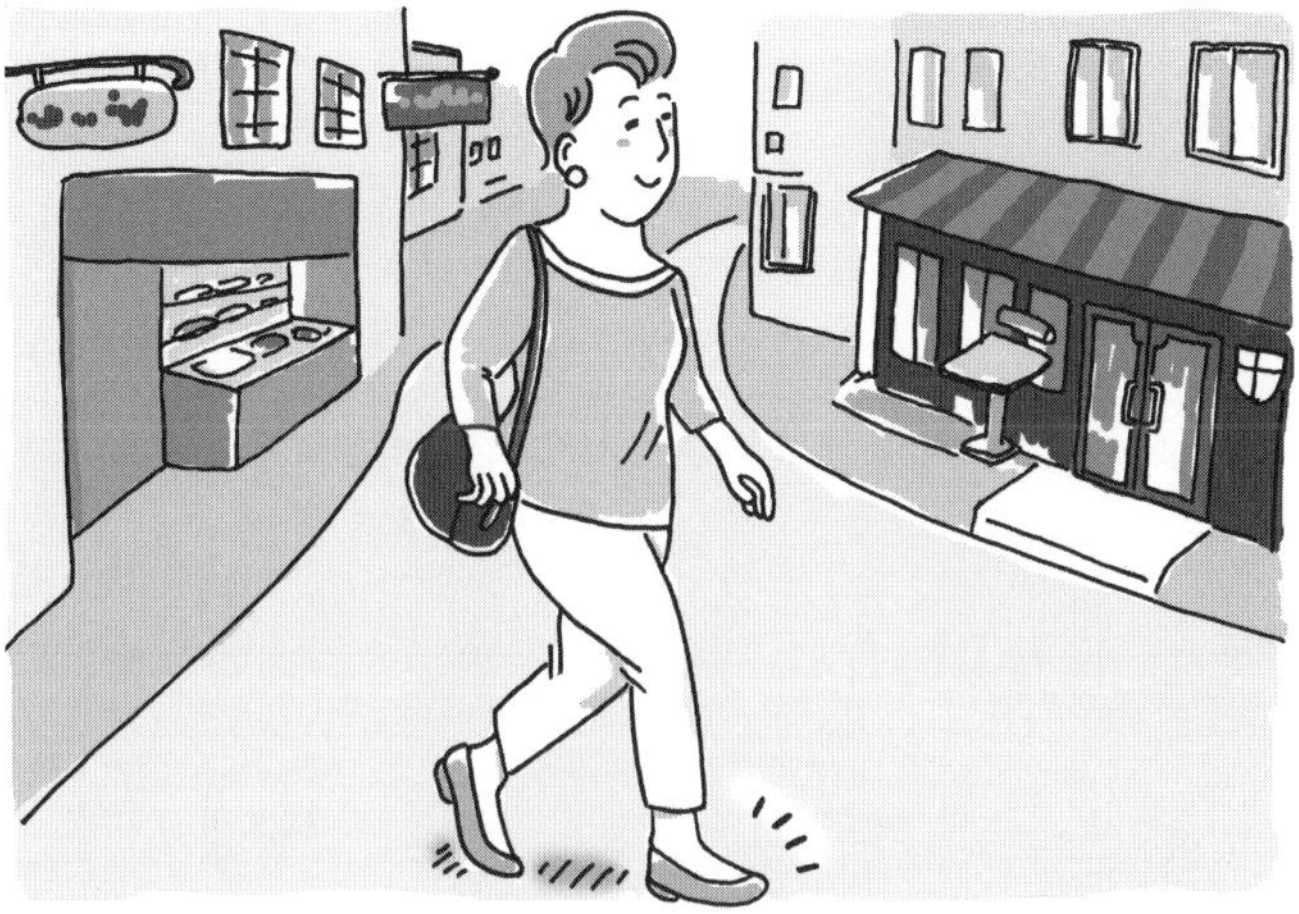

右足がスムーズに出る！

吸《きゅう》（息を吸うときにおなかをふくらませ、吐《は》くときにへこませる呼吸法）をするようにいわれました（基本的なやり方は一〇九・一一三ページの図を参照）。

私は、松久先生の診療所へ通うとともに、ピンポイント療法を自宅で手のすいたときに行うようにしました。

こうして一ヵ月が過ぎたころ、うれしい変化が現れました。まず、節々の痛みが徐々に取れてきました。そのため、右足がスムーズに出せるようになり、歩幅もかなり広くなって、足を引きずって歩くことが少なくなりました。腰の張りもありません。残念ながら、右半身のしびれはまだ取れていませんが、日常生活がぐっと快適になりました。

また、高かった最大血圧も一一〇～一二〇㎜Hgで安定するようになりました。これは朝に降圧剤《こうあつざい》（血圧を下げる薬）を飲む前の数値です。担当の医師からは「一〇〇㎜Hgを切ったら薬はやめます」といわれているので、このままいけば降圧剤の服用を中止できるかもしれません。

聞くところによると、脳出血の後遺症の治療ほどむずかしいものはないそうです。ですから、これだけ効果が出ているだけでも奇跡的なのです。今後は、右半身のしびれが取れて、字もうまく書けるようになるために、治療を受けながらピンポイント療法を続けていくつもりです。

著者のコメント

脳出血や脳梗塞《のうこうそく》（脳の血管がつまって起こる病気）などの脳血管障害では、発症後間もない時期を「急性期」、それに続く時期を「回復期」、そして退院が求められる段階以降を「慢性期」（維持期）と呼んでいます。このうち、急性期は救命が最優先されます。この時期は、救命治療の効果が期待できます。回復期は、脳血管障害で引き起こされた手足のマヒ（片マヒ）を訓練し、身体機能の回復をめざします。実は、一般的にリハビリテーションと呼ばれているものが効果を期待できるのは、ここまでです。

それ以降の慢性期にリハビリの効果はあまり期待できません。つまり、医療機関から「退院してください」といわれたら、この慢性期に入ったということなのです。ですから、多くの患者さんは最終的には治療をあきらめて後遺症とともに生きていくことになります。

しかし、そうしたこれまでの常識にとらわれて、悲観的になってはいけません。慢性期の患者さんは積極的にピンポイント療法を実践していただけるとよいでしょう。そして、自己治癒力《じこちゆりょく》にすべてをゆだねてください。

おわりに

イルカは笑います。

イルカの笑顔は限りなくピュアで、それだけで人を癒《いや》します。

イルカが笑うといっても、感性のない、頭だけで物事を理解する人たちに、なかなか理解してもらえないかもしれません。たまたまそう見えるだけだ、そんなふうにいう人もいるでしょう。

でも、イルカに会いに行けば、彼らが笑っているのがわかります。本当の笑顔とは、心に響いてくるものだからです。

イギリスの薬学博士で、海洋研究家として有名なホラス・ドッブスは、イルカがうつ病を治すことを報告しています。これは、イルカと遊んで気晴らしになったという意味ではありません。うつ病で「自分にはなんの価値もない」と落ち込んでいた人が、イルカとふれ合うことで自分の全存在を受け入れてもらい、自分の本当の価値に気がついたために、治癒《ちゆ》という現象が起こったのです。これを「ドルフィンセラピー」といいます。

人間は自分たちこそ最高の存在であると思い上がっていますが、地球には人間よりはるかに魂《たましい》の進化した存在がいます。それがイルカなのです。

本書で何度かふれたエナジーメディスン（エネルギー医学）の立場から見たとき、現代の日本に、そして全世界に必要なのは、イルカたちが持つ「愛」と「癒し」のエネルギーではないか――二〇〇八年十一月、アメリカから日本に戻って来たとき、私がまっ先に思ったのはそのことでした。そこで、翌年の四月、鎌倉の地に開いた診療所を「鎌倉ドクタードルフィン診療所」と命名したのです。

私もドクタードルフィンとして、ここから日本全国へ、そして世界へ、イルカたちのような愛と癒しのエネルギーを発信していくつもりです。今回、みなさんにお届けする本書はその第一歩です。

本書によって、みなさんを健康で元気な本来の自分へと導くお手伝いができたとしたら幸いです。

二〇一〇年、小暑

著者記す

参考文献

『ガンステッド・カイロプラクティックの神髄』ジョン・コックス著　松久正編訳　医道の日本社
DVD『ガンステッド・カイロプラクティック　基礎編』松久正出演・監修、医道の日本社
『壮快』二〇〇九年九月号　マイヘルス社

松久　正（まつひさ・ただし）
1966年、三重県生まれ。92年、慶應義塾大学医学部卒業。同年4月、三重大学医学部整形外科入局。整形外科医として活躍し、2000年に渡米して南カリフォルニア健康科学大学（ロサンゼルス・カイロプラクティック大学）入学。02年、パーマー・カイロプラクティック大学に転校。03年、パーマー・カイロプラクティック大学ガンステッド・クラブ・エグゼクティブ試験合格。マウント・ホレブのガンステッド・カイロプラクティック・クリニックにて学ぶ。05年、パーマー・カイロプラクティック大学卒業。同年3月よりドクター・ホゼ・ララのフェニックス・ガンステッド・カイロプラクティック・クリニックにて診療。09年、鎌倉ドクタードルフィン診療所開院。同年6月、米国ガンステッド・セミナーより米国以外で初、世界で3人めのガンステッド・カイロプラクティック・アンバサダーを授与される。日本整形外科学会認定整形外科専門医、日本医師会認定健康スポーツ医、米国公認ドクター・オブ・カイロプラクティック、ガンステッド・カイロプラクティック・オブ・ジャパン(GCJ)代表。鎌倉ドクタードルフィン診療所(www.drdolphin.jp)院長。

「首の後ろを押す」と病気が治る

平成22年7月29日/第1刷発行

著　者　松　久　　正
発行者　梶　山　正　明
発行所　株式会社　マキノ出版
〒113-8560　東京都文京区湯島2-31-8
☎03-3815-2981　振替00180-2-66439
マキノ出版のホームページ　http://www.makino-g.jp

印刷所
製本所　図書印刷株式会社

ISBN978-4-8376-1228-5